Professor Bankhofers Naturrezepte

Hundert einfache Gesundheitstips

Ein Gesundheitsratgeber von
Prof. Hademar Bankhofer

Trescher
Ratgeber Gesundheit

1. Auflage 2001
© Trescher Verlag
Reinhardtstr. 9, D - 10117 Berlin
ISBN 3-928409-93-X
Trescher Reihe Ratgeber Gesundheit
Reihenentwurf: Robert Schumann
Titelfoto: Lizzy Bankhofer
Titelrückseitenfoto: Ambros Silberbauer
Lektorat: Hinnerk Dreppenstedt
Satz und Gestaltung: Martina Sailer

Printed in Germany

Inhalt

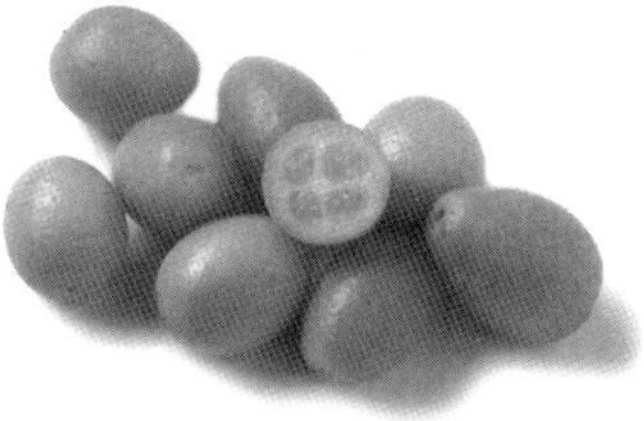
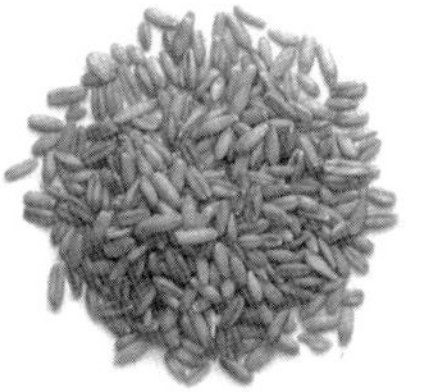
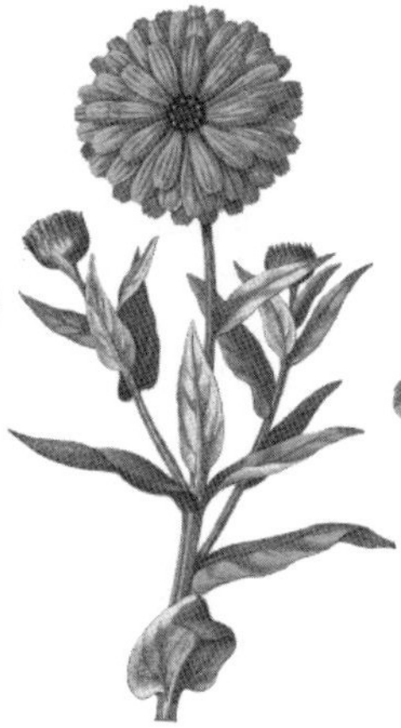
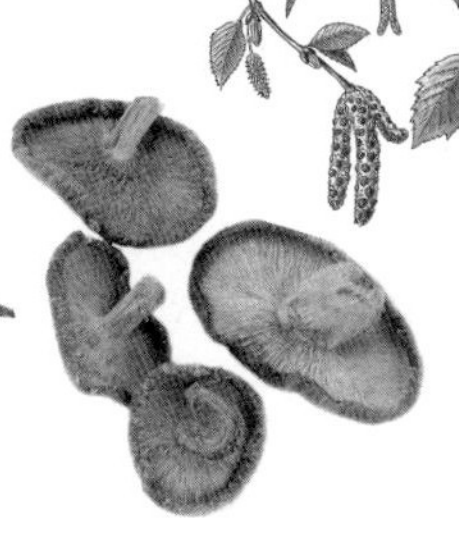
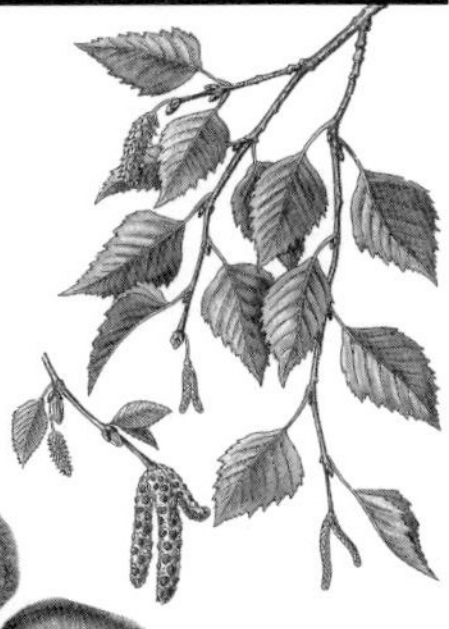

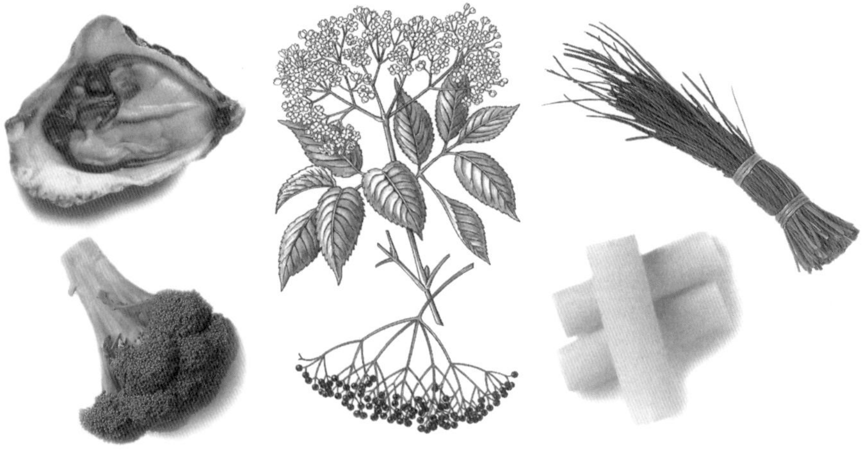

Unsere Abwehrkräfte brauchen die Natur

Ein Vorwort

Ob wir gesund sind, Beschwerden haben oder uns mit einer Krankheit herumschlagen müssen – dafür ist immer unsere Immunkraft zuständig. Je stärker und abwehrfester unsere natürlichen Abwehrkräfte sind, desto weniger Risiko tragen wir, krank zu werden. Daher stellen viele die berechtigte Frage: Was kann ich denn tun, damit diese körpereigenen Abwehrkräfte in bester Form sind?

Sehen Sie: In erster Linie sind es immer natürliche Kräfte, natürliche Wirkstoffe, die unsere Immunkraft aufbauen und stark machen können. Zu diesen Wirkstoffen gehören das Vitamin C, die Spurenelemente Zink, Selen und Molybdän sowie die Mineralstoffe Magnesium, Kalium, Calcium. Doch auch andere Substanzen wie zum Beispiel Naturlecithin, Extrakte aus der Ginsengwurzel, aus dem Knoblauch und aus dem Schwarzkümmel können mithelfen, die körpereigenen Abwehrkräfte zu aktivieren.

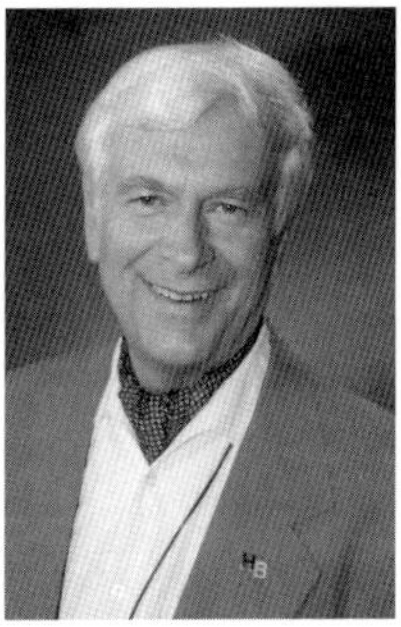

Damit ist schon hinlänglich erklärt, warum natürliche Rezepte, natürliche Substanzen in unserem heutigen täglichen Leben eine so bedeutende Rolle spielen. Sie können uns eine enorme Hilfe sein, damit wir gesund bleiben und so schnell wie möglich gesund werden.

Darum greifen auch Sie bei leichten Alltagsbeschwerden, bei Befindlichkeitsstörungen und bei bereits vom Arzt bestätigten chronischen Leiden zuerst immer zu sanften, natürlichen Rezepten. Viele Ärzte und Apotheker können da heute bereits mit einem reichen Wissen aufwarten. Bemühen Sie sich, im Einklang mit der Natur zu leben.

Damit Sie einen kleinen Überblick über die bekanntesten und bewährtesten Naturrezepte haben, die man zum Gesundbleiben und Gesundwerden einsetzen kann, habe ich dieses Buch geschrieben. Sie werden darin sicher auch Rezepte finden, die Ihnen sympathisch sind, die Ihnen helfen können und die für Sie eine gute Anregung sind.

Mit den besten Wünschen für gute Gesundheit

Ihr

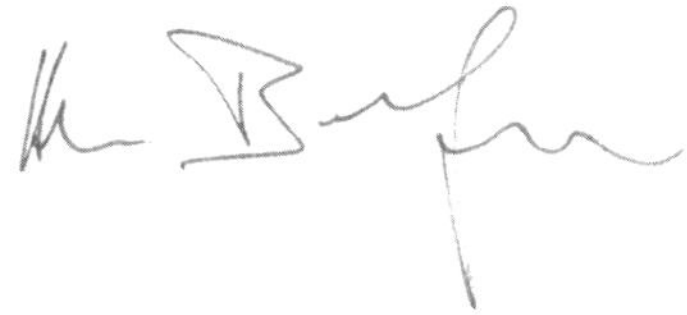

I. Die neuen Gesundmacher

Wer sich für Gesundheit interessiert, wird in den letzten Jahren beobachtet haben: Von einem Tag zum anderen hört und liest man überall von einer ganz bestimmten Naturarznei. Und dann sind alle ganz verrückt danach. Mitunter handelt es sich um eine uralte Naturarznei, die plötzlich von der Medizin wieder entdeckt worden ist. Sehr oft hat eine natürliche Wirksubstanz den Vorteil, daß man dadurch auf sanfte Weise gegen Beschwerden eingreifen kann, daß man sogar chemische Medikamente reduzieren oder einsparen kann. Vielleicht haben Sie auch immer wieder einen Namen gehört und haben nicht recht gewußt, was Sie damit anfangen sollen, und vor allem: Was hinter dem neuen Trend in der Naturmedizin steckt. Darum möchte ich Ihnen viele dieser ›neuen natürlichen Gesundmacher‹, die von sich reden machen, vorstellen.

Papaya – Der beste Service für den Magen

Man nennt sie die Energiebombe aus dem Dschungel oder das Lebenselixier aus den Tropen: die Papaya, eine Frucht, die vorwiegend in Mexiko, Kenia, Thailand und auf den Philippinen auf Bäumen und Sträuchern wächst. Sie schmeckt köstlich, ist aber auch eine wirkungsvolle Naturarznei.

Das sind die wertvollen Inhaltsstoffe der Papaya: Vitamin C für die Immunkraft und gegen Streß, Vitamin B 5 – auch Panthothensäure genannt – für kräftiges Haar und für unsere Zellenergie, Betacarotin für die Sehkraft, Kalium für Herz, Muskel und Nerven, Calcium für die Knochen. Die entscheidenden Hauptwirkstoffe in der Papaya aber sind die Enzyme Papain, Chymo-Papain und Papaya-Lysozym.

Diese Enzyme wirken antibakteriell und können Krankheitserreger ausschalten. Sie aktivieren die Hormonproduktion im menschlichen Organismus, kräftigen Herz und Kreislauf, stärken die natürlichen Abwehrkräfte, aktivieren die Muskelbildung, machen Haut und Haare attraktiver.

Die wichtigste Eigenschaft der Enzyme ist aber, daß sie das Nahrungseiweiß in einzelne Aminosäuren aufspalten. Das ist wichtig für all jene Menschen, die Probleme mit der Eiweißverdauung haben, die viel Fleisch essen und die zu wenig körpereigene eiweißspaltende Enzyme haben. Wer Papayas ißt, hat deutlich weniger Verdauungsstörungen.

Das hat als erster der große Schweizer Naturheiler Dr. Alfred Vogel erkannt, der Millionen Menschen weltweit durch sein Buch ›Der kleine Doktor‹ bekannt ist. Er hat nachgewiesen, daß die Wirkstoffe der Papaya Magen und Darm stärken, die Funktion der Verdauungsorgane fördern und unterstützen. Dr. Alfred Vogel hat die inzwischen bewährte Papayaforcetherapie entwickelt: Man nimmt über einen längeren Zeitraum nach den Mahlzeiten – sofern vom Arzt nicht anders verordnet – dreimal täglich ein bis zwei Verdauungs-Tabletten ein, die aus hochdosierten und standardisierten Papayawirkstoffen gewonnen werden. Sie sind in der Apotheke erhältlich.

Wer Papayas ißt, hat deutlich weniger Verdauungsstörungen

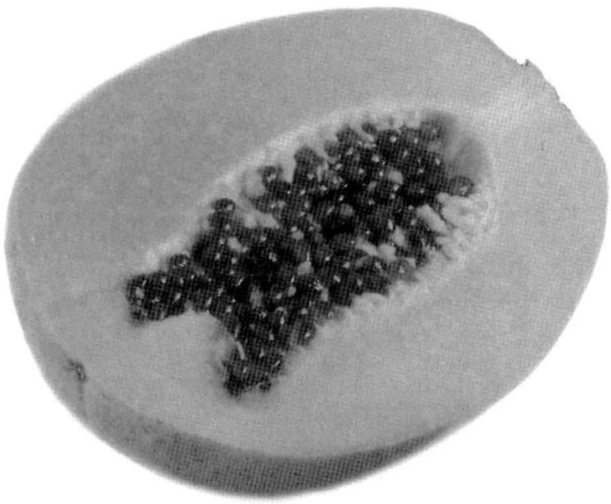

Aber auch die frische Papaya ersetzt oft die Hausapotheke:

- Bei Schnittverletzungen oder Insektenstichen reiben Sie die betroffenen Stellen mit einem Stück Papaya-Fruchtfleisch ein. Das fördert die Heilung.
- Ein Rezept gegen Mundschleimhautentzündung: Täglich zwei Papayas essen.
- Frauen, die an ihren monatlichen Tagen starke Schmerzen haben, sollten täglich drei Papayas verzehren.
- Wer immer müde und lustlos ist, sollte eine Woche lang täglich zwei Papayas essen. Schon am dritten Tag ist man vitaler und besser gelaunt.

Die Papaya ist aber auch ein Schönheitsmittel. Bei rauher Haut oder Hornhaut reibt man die betroffenen Stellen mit der Innenseite einer Papayaschale ein. Bei Altersflecken massiert man die Haut zweimal in der Woche mit einem Stück Papayafruchtfleisch.

Wer frische Papayas genießen möchte, muß reife Früchte kaufen. Man darf sie zuhause nur kurz im Gemüsefach des Kühlschranks aufbewahren. Eine Papaya, die aufgeschnitten wurde, muß sofort gegessen werden. Am besten genießt man sie zum Frühstück. So holt man sich Kraft für den ganzen Tag.

Die klassische Art, eine Papaya zu genießen: Die Frucht schälen, der Länge nach halbieren, mit einem Löffel die Kerne ausschaben, das Fruchtfleisch in Scheiben schneiden. Auf einem Teller anrichten, mit etwas Zitronensaft und Grapefruitsaft beträufeln. Als Vorspeise serviert man die Papayascheiben mit Hüttenkäse.

Die Heilpflanze Kudzu aus China hilft das Rauchen aufzugeben

Zigarettenrauch ist nicht nur unangenehm, sondern auch schädlich für den Raucher und den passiven Mitraucher. Eine jüngste Statistik der Weltgesundheitsorganisation besagt, daß 62 Prozent der Raucher vom Nikotin loskommen wollen. Aber die meisten schaffen es nicht. Nikotinpflaster, Antiraucherkaugummi und Nikotinspray werden zwar mit großem Erfolg angewendet. Aber viele haben eine Abneigung dagegen, weil sie auf diese Weise noch immer ihre Nikotinabhängigkeit zufriedenstellen. Seit einigen Jahren macht eine Heilpflanze von sich reden, die – ganz ohne Nikotin – eine hervorragende Hilfe beim Rauchen-Abgewöhnen ist. Ärzte und Wissenschaftler an der Medizinischen Fakultät der berühmten Harvard Universität in Boston, USA, sind von der Wirkung der Pflanze begeistert.

Kudzu wird schon seit Jahrtausenden verwendet

Es handelt sich um eine Pflanze mit dem Namen Kudzu. Sie wird in der traditionellen sinojapanischen Pflanzenheilkunde – auch Campo-Medizin genannt – seit Jahrtausenden verwendet. Man kennt sie auch in China und Korea. Kudzu – mit dem lateinischen Namen Pueraria lobata – ist durch ihre beiden Hauptwirkstoffe interessant, die Isoflavonen Daidzin und Daidzein. In früheren Zeiten hat man die Blätter der Pflanze als Tee verwendet, um vom Alkohol loszukommen. Neueste Studien haben bewiesen, daß sich

Kudzu viel besser dazu eignet, wenn man sich das Rauchen abgewöhnen will.

Und das sind die positiven Wirkungen der Heilpflanze:

– Sie entgiftet den Organismus in einer erstaunlichen Schnelligkeit.
– Sie senkt zu hohen Blutdruck und aktiviert den Blutfluß.
– Die Durchblutung von Gehirn und Beinen wird gefördert.

Nikotin kann zu Durchblutungsstörungen, vorzeitiger Arteriosklerose, zu Lungenkrebs und Magengeschwüren führen. Es entfaltet seine Wirkung im Körper über sogenannte Nikotinrezeptoren. Wenn nun jemand plötzlich das Rauchen einstellt, bleiben diese Nikotinrezeptoren unbesetzt. Das führt zu den bekannten Entzugserscheinungen wie Unruhe, Reizbarkeit und gesteigertem Verlangen nach Nikotin.

Das Verlangen nach Nikotin wird gestoppt

Amerikanische und französische Forscher haben nun herausgefunden: Die in der Heilpflanze Kudzu enthaltenen Wirkstoffe besetzen sofort die Nikotinrezeptoren, so wie ein Nikotinersatz. Das Verlangen nach Nikotin wird damit entscheidend unterbunden. Amerikanische Ärzte haben deshalb der Pflanze mit dem schwer auszusprechenden Namen Kudzu den Beinamen Nico-free – frei von Nikotin – gegeben.

Ein Geheimnis des Erfolges ist sicher auch die Tatsache, daß die Blätter der Kudzupflanze und die Wurzel fast alle harmlosen, ungefährlichen Inhaltstoffe der Tabakblätter enthalten, nur nicht die belastenden Substanzen, die zur Rauchersucht führen können und gesundheitliche Schäden anrichten. Es besteht also eine gewisse Ähnlichkeit von Tabak und Kudzupflanze.

Jüngste Studien am Hospital Bichat in Paris haben ergeben, daß mit der Kudzu-Therapie 81 Prozent der Probanden das Rauchen komplett aufgegeben haben. Die anderen Teilnehmer konnten den Zigarettenkonsum entscheidend senken.

Die Blätter der Kudzupflanze und die Wurzel werden zerrieben und zu einem Instantgetränk verarbeitet und in kleine Säckchen verpackt. Wer sich das Rauchen abgewöhnen möchte, löst dreimal täglich ein Säckchen aus der Apotheke in einem großen Glas mit warmem oder kaltem Wasser auf und trinkt den Inhalt in kleinen Schlucken.

Der Shii-Take-Pilz kann zu hohes Cholesterin senken

In jüngster Zeit findet man auf Märkten, in Supermärkten und in Restaurants immer öfter eine Pilzart aus Asien: den Shii-Take-Pilz. Es ist nicht nur ein wohlschmeckendes Nahrungsmittel, sondern auch eine interessante Naturarznei.

Der Shii-Take-Pilz ist in China so verbreitet wie bei uns die Austernpilze oder Champignons. Die ersten Aufzeichnungen über diesen Pilz stammen aus dem Jahr 1368. Der chinesische Arzt Wu Shui berichtet, daß man mit dem regelmäßigen Genuß des Pilzes lange lebt und gesund bleibt. Was bewirkt der Shii-Take-Pilz im menschlichen Organismus, wenn man ihn regelmäßig konsumiert?

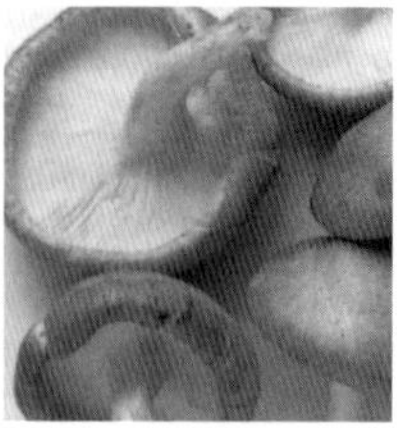

Der Shii-Take-Pilz hilft bei Magenverstimmungen

- Im Shii-Take-Pilz findet man die Substanz Lentinan. Sie regt – zum Beispiel im Falle einer Erkältung – die Produktion von Abwehrzellen an, der Lymphozyten und der Killerzellen. Sie aktiviert auch Immunbotenstoffe, die Krankheitserreger zerstören.
- Im Shii-Take-Pilz findet man den Wirkstoff Eritradin. Er senkt zu hohe Cholesterinwerte, indem er das schädliche LDL-Cholesterin zum Teil in das schützende HDL-Cholesterin umwandelt.
- Der Shii-Take-Pilz enthält das Spurenelement Zink, das sich positiv auf die Haut, die gute Stimmung und die Immunkraft auswirkt.
- Er ist reich am Mineralstoff Kalium für Muskel, Nerven und Herz.
- Der Shii-Take-Pilz liefert Vitamin B 1 für die Nerven, B 2 für die Abwehrkraft und Folsäure für Herz und Kreislauf und auch Vitamin D 2 für die Immunkraft. Dieses Vitamin D 2 ist vor allem auch für Vegetarier wichtig, weil sie daran oft einen Mangel haben. Darum nennt man den Shii-Take-Pilz auch oft das ›Fleisch aus dem Wald‹.

Und das alles kann man mit dem regelmäßigen Verzehr von Shii-Take-Pilzen erreichen:

- Der Shii-Take-Pilz senkt nicht nur zu hohe Cholesterinwerte, sondern auch zu hohen Blutdruck.
- Er kann gegen Migräne eingesetzt werden.
- Gelenksentzündungen und rheumatische Beschwerden gehen schneller wieder zurück.
- Man kann mit dem Pilz erfolgreich Magenverstimmungen bekämpfen.

- Er hilft gegen Schwächezustände.
- Die wichtigste Aufgabe für gesunde Menschen: Er hilft beim Aufbau der natürlichen Abwehrkräfte.
- Der Shii-Take-Pilz ist reich an speziellen Hemicellulose-Ballaststoffen, die stark aufquellen. Dadurch wird die Nahrung rasch weitertransportiert, die Verdauung gefördert. Krebserregende Stoffe und andere Gifte in der Nahrung werden rasch aus dem Körper abtransportiert.
- Man kann mit dem Shii-Take-Pilz schlank bleiben und schlank werden. 100 Gramm haben bloß 42 Kalorien. Außerdem macht der Shii-Take-Pilz schnell satt.

Wenn man die heilenden Kräfte des Shii-Take-Pilzes nützen will, muß man zwei- bis dreimal die Woche jeweils vier bis fünf Stück genießen. In der Naturmedizin setzt man aber weder den frischen, noch den getrockneten Pilz ein. Der hochdosierte Extrakt aus dem Shii-Take-Pilz wird in Form von Kapseln eingenommen. Sie sind in der Apotheke erhältlich.

Wer den Pilz regelmäßig in seinen Speiseplan einbauen möchte, hat zwei Möglichkeiten: Er kann den Shii-Take-Pilz getrocknet aus Asien beziehen oder den frischen Pilz verzehren, der heutzutage meistens aus Österreich kommt. Hier wurde nämlich von dem Shii-Take-Experten Dr. Mathias Stampfer ein neues Zuchtverfahren entwickelt, das es ermöglicht, den asiatischen Shii-Take-Pilz von höchster Quallität auf Sägespänen, Maisschrott und Weizenkleien anzubauen.

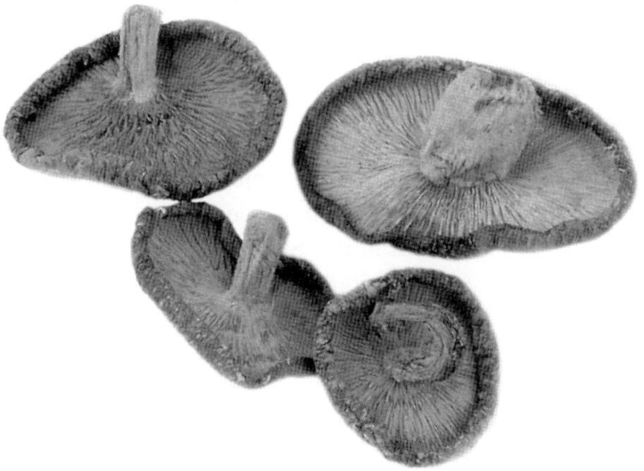

Der getrocknete Shii-Take-Pilz

Macawurzel – Liebeskraft aus der Natur für Mann und Frau

Ein eher unscheinbares Kraut aus Südamerika macht seit drei Jahren bei uns von sich reden: die Macapflanze. Ihre Wurzeln verfügen über enorme Energie. Maca vermittelt starke natürliche Liebeskraft aus der Natur für Mann und Frau.

Die Macapflanze wird in den Anden angebaut

Die Macapflanze ist eine entfernte Verwandte unserer Kresse. Sie wird etwa 20 Zentimeter hoch und hat viele Knollenwurzeln. Die botanische Bezeichnung lautet Lepidium Meynenii Walp. Sie wird seit 700 vor Christi Geburt in den südamerikanischen Anden angebaut, und zwar in bestimmten Zonen Zentralperus in etwa 3500 bis 4500 Metern über dem Meeresspiegel.

Der grüne Teil der Pflanze wird von den Bewohnern der Region als Gemüse in der Küche verarbeitet. Die Sekundärwurzel wird als Stärkungsmittel für den ganzen Organismus und für Rituale verwendet, in Zusammenhang mit Fruchtbarkeit und Männlichkeit.

Die Wurzeln wachsen unter schwierigen klimatischen Bedingungen. Im Zentralgebirge rund um Junin und Cerro de Pasco herrschen Temperaturen von lediglich vier bis sieben Grad Celsius. Es gibt starken Wind, hohe Sonneneinstrahlung, sehr sauren Boden.

Die Macawurzel enthält wertvolle Proteine, viel Eisen, Zink, Magnesium und Calcium, aber auch nahezu alle Vitamine. Dazu kommen insgesamt rund 300 Substanzen – Geruchstoffe, Farbstoffe und ätherische Öle –, die zum Teil noch gar nicht analysiert wurden. Die enorme Wirkung auf die Liebeskraft des Menschen dürfte auf die spezielle Zusammensetzung dieser Stoffe zurückzuführen sein.

In den Anden werden die Macawurzeln nach der Ernte frisch in Huatias, Öfen mit glühenden Erdklumpen , und in Pachamanoas, unterirdischen Öfen mit glühenden Steinen, gekocht und dann verzehrt.

Die Wurzeln werden aber auch getrocknet und können so mehrere Jahre aufbewahrt werden. Sie müssen dann vor dem Verzehr wieder gekocht werden. Dabei entsteht eine weiße Masse, die man zur Zubereitung von Liebescocktails, Marmelade und Maisbrei verwendet.

Seit vielen Jahren wird in den Städten, vor allem in Lima, das Pulver der Macawurzel zur Förderung der Potenz beim Mann und der Fruchtbarkeit bei der Frau verwendet. Das hat Wissenschaftler in den USA und in Europa angeregt, die Macawurzel auch für Liebesprobleme in aller Welt auszuprobieren. Eine Reihe von Studien und Beobachtungen mit Macaextrakt in Kapseln, die 1998 in Lima durchgeführt wurden, haben ergeben:

- Die regelmäßige Einnahme hilft Streß und Streßfolgen abzubauen.
- Man kann damit chronische Müdigkeit erfolgreich bekämpfen.
- Mit Maca kann man fehlende Energien im Organismus aufbauen. Man wird leistungsfähiger.
- Sexuelle Lustlosigkeit kann binnen kurzer Zeit abgebaut werden.
- Frauen, die sich schon lange ein Kind wünschen, haben plötzlich Erfolg.
- Menschen mit ständig schlechter Laune, die von traurigen Gedanken verfolgt werden, fühlen sich wieder besser.

Wer morgens und abends jeweils ein bis zwei Kapseln mit dem Extrakt aus der Macawurzel – erhältlich in Apotheke und Reformhaus – nimmt, baut seine sexuelle Kraft langsam, aber im Vergleich zu anderen chemischen Potenzmitteln beständig auf. Und sie bleibt dann. Maca gibt diese Kraft an Mann und Frau weiter. Und es gibt keine Nebenwirkungen.

Orotsäure – Jungbrunnen für Leber, Darm und Gehirn

Warum werden Menschen über 100 Jahre alt?

Sicher haben Sie auch schon von Frauen und Männern in Bulgarien, Rumänien und im Kaukasus gehört, die weit über 100 Jahre alt geworden sind, und dabei bis zu ihrem Tod in bewundernswerter Weise geistig und körperlich fit. Viele Wissenschaftler, die sich mit den Lebensgewohnheiten dieser Menschen befaßt haben, haben festgestellt, daß sich die Menschen regelmäßig von Schaf- und Ziegenmilch, von Schaf- und Ziegenkäse ernährt haben. Nun wird mancher fragen, was diese Nahrungsmittel gemeinsam haben, worin das Geheimnis liegt, daß sie so wertvoll für ein langes, gesundes Leben sind.

Das Geheimnis heißt Orotsäure. In allen Fleisch- und Milchprodukten befindet sich eine interessante Schutz- und Energiesäure. Allerdings kann man in Milchprodukten von Ziege und Schaf besonders hohe Orotsäure-Werte feststellen. Das macht diese Naturprodukte so wertvoll für Menschen, die lange jung und vital bleiben wollen.

Orotsäure befindet sich auch im menschlichen Organismus. Es handelt sich dabei um einen biologisch hochwertigen Aktivator, der jeder einzelnen Zelle unseres Körpers Kraft und Energie gibt. Die Orotsäure ist eine wichtige Vorstufe. Aus ihr werden die Nukleinsäuren, die in unseren Zellen sämtliche Stoffwechselvorgänge steuern. Die Orotsäure ist somit ein wesentlicher Treibstoff für unsere geistige und körperliche Dynamik.

Die Orotsäure ist ein wesentlicher Treibstoff für unsere geistige und körperliche Dynamik

- Ohne Orotsäure könnten sich keine neuen Körperzellen, könnte sich kein neues Gewebe bilden. Wir könnten nicht wachsen. Bei denen,die zu wenig Orotsäure besitzen, können sich Zellen überhaupt nicht oder nur mühsam regenerieren.
- Die Orotsäure sorgt dafür, daß das aufgenommene Eiweiß besser genutzt und verarbeitet wird.
- Die Orotsäure kann entscheidend die Arbeit unseres Gehirns fördern. Nur wer genügend Orotsäure im Körper besitzt, lernt leicht und kann das Erlernte auch speichern. Mehr noch: Wenn wir das Erlernte brauchen, können wir es mit Hilfe der Orotsäure schneller und exakter wieder abrufen.
- Bei Menschen, die viel Streß haben, gehen Nervenzellen kaputt oder werden geschädigt. Mit Orotsäure können sie sich wieder besser regenerieren.
- Auch im Bereich der Verdauung spielt die Orotsäure eine wesentliche Rolle. Sie fördert die Bildung der für uns lebenswichtigen Milchsäurebakterien und stärkt die gesamte Darmflora. Damit stärkt sie aber auch die Immunkraft, die ja zu 70 Prozent vom Darm her aufgebaut wird.
- Da die Orotsäure das Zellwachstum fördert, ist sie auch imstande, neue Leberzellen zu schaffen und bereits angegriffene Leberzellen zu reparieren und zu aktivieren. Das hat damit zu tun, daß die Orotsäure ohne Umwege direkt von der Leberzelle aufgenommen werden kann.

Die Wissenschaft beschäftigt sich seit dem Jahr 1904 mit der Orotsäure. Man hat die Substanz in Ziegenmolke entdeckt, hat sie zuerst für ein neues Vitamin gehalten und anfangs als Vitamin B 13 bezeichnet.

Die wissenschaftlichen Arbeiten haben ergeben: Da der Mensch mit zunehmendem Alter immer weniger Orotsäure produziert, reichen seine Vorräte in Phasen erhöhter Beanspruchung nicht aus. Es ist daher sinnvoll, von Zeit zu Zeit Orotsäure – vielen auch unter dem Namen Lactinium bekannt – als Nahrungsergänzung in Form von Tabletten (in der Apotheke) zuzuführen. Da diese zuckerfrei sind, können auch Diabetiker diese Kur machen. Man nimmt dreimal täglich eine Tablette.

Naturarznei aus dem Supermarkt – Gesünder Leben mit Sojamilch

Seit einigen Jahren ist auf dem Lebensmittelsektor ein überaus erfreulicher Trend zu erkennen. Immer mehr Menschen wollen sich gesünder ernähren. Dabei spielen Sojaprodukte eine große Rolle.

Die Sojabohne ist in rohem Zustand ungenießbar. Damit sie zu einer gesundheitsfördernden Nahrung wird, muß sie durch Einweichen und Kochen für den menschlichen Organismus aufgeschlossen werden. Dabei entstehen die drei Hauptprodukte: Sojakäse, besser bekannt als Tofu, Sojamilch und Sojasoße.

Was macht nun Sojaprodukte so wertvoll für unsere Ernährung? Soja liefert uns 40 Prozent hochwertiges Eiweiß, alle lebenswichtigen Aminosäuren in einem idealen Mengenverhältnis, die Mineralstoffe Magnesium, Calcium und Kalium, die Vitamine A, B1, B2, B6, Folsäure und Pantothensäure. Besondes erwähnen muß man den hohen Lecithingehalt der Sojaprodukte. Lecithin stärkt die Nerven, aktiviert unsere geistige Aktivität und beugt der Arteriosklerose vor.

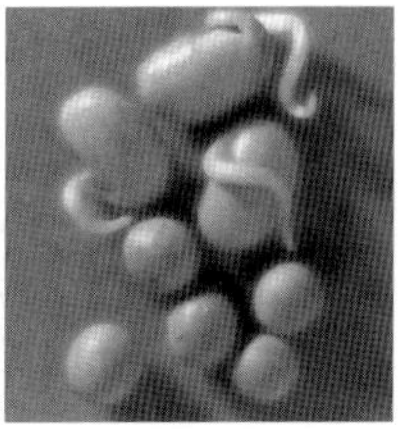

Aus Sojabbohnen werden die verschiedensten Produkte hergestellt

Einen besonderen Stellenwert hat die Sojamilch, die Basis für viele Sojaprodukte. Dieses der Milch ähnliche Trinkprodukt besteht aus gekochtem Sojabohnenpüree und Wasser. Die festen Teile wurden abgetrennt. Durch Zugabe von Meersalz wurde ein Gerinnungsprozeß eingeleitet. Der Soja-Drink enthält keine chemischen Bestandteile, ist zu 100 Prozent pflanzlich und leicht verdaulich.

Es gibt heute ein breite Palette von Soja-Drinks, Soja-Desserts, Soja-Sahne und Soja-Joghurt-Sorten in den verschiedensten Geschmacksrichtungen: Drinks mit Schoko, Erdbeere, Banane, Vanille, Desserts mit Schoko, Caramel und Vanille.

An all diesen gesundheitsfördernden Sojaprodukten ist besonders erfreulich, daß sie vielen Menschen zur Verfügung stehen. Denn sie sind nicht nur im Reformhaus oder im Bioladen, sondern im ganz normalen Lebensmittelhandel erhältlich. Auf diesem Gebiet hat sich die internationale Alpro-Soja-Forschung große Verdienste erworben. Seit 1934 wird in Belgien und Deutschland wissenschaftlich daran gearbeitet, wie man Soja besser aufbereitet, so daß es vielen Menschen schmeckt. Durch ein neues Verfahren zur Herstellung von Sojamilch – ausschließlich aus genfreiem Soja – hat ein Siegeszug für diese Spezialitäten begonnen.

Soja ist eine ideale Eiweißquelle, eine sinnvolle Alternative zu Fleisch. Darum nennt man ja die Sojabohne schon seit Jahrzehnten

›das Fleisch vom Strauch‹. Besonders günstig ist die Kombination von Sojaeiweiß mit Getreideprotein. Ein Vorschlag: Rühren Sie Ihr Müsli am Morgen mit einem Soja-Drink an.

Eine der häufigsten Allergien, die bei uns vor allem bei Kindern auftritt, ist die Kuhmilcheiweißallergie. Wer stattdessen Sojamilch verzehrt, kann dieser Gefahr ausweichen.

Soja hilft auch bei Wechseljahrbeschwerden

Die ungesättigten Fettsäuren und Proteine in der Sojabohne haben cholesterinsenkende Wirkung. Eine Studie hat ergeben: Beim regelmäßigen Konsum von Sojaprodukten kann das schädliche LDL-Cholesterin um rund 13 Prozent gesenkt werden, das schützende, positive HDL-Cholesterin wird angehoben. Diese Wirkung erzielt man bereits mit täglich zwei Gläsern eines Sojamilch-Drinks.

In den USA haben Studien ergeben: Die Proteine der Sojabohne wandeln sich im menschlichen Organismus zu Antikrebssubstanzen um, senken bei der Frau das Risiko für Brustkrebs, beim Mann für Prostatakrebs.

Diese Phyto-Hormone in der Sojabohne, Genistein und Daidzein, sind auch für die Frau in den Wechseljahren von Bedeutung. Der Genuß von Sojaprodukten kann bereits nach zwölf Wochen sehr oft typische Wechseljahrbeschwerden entscheidend reduzieren.

Die Herzschutzformel des Christiaan Barnard

Jeder kennt den Namen Prof. Dr. Christiaan Barnard. Er ist der berühmteste Herzchirurg aller Zeiten und erlangte im Jahr 1967 mit einem Schlag Weltruhm. Es gelang dem südafrikanischen Arzt, die erste erfolgreiche Herztransplantation durchzuführen. Als er sich 1987 aus dem Operationssal zurückzog, beschloß er: »In Zukunft will ich gesunden Menschen ein Vorsorge-Programm anbieten, damit ihr Herz gesund bleibt!«

Dieses Programm hat er in einem Buch festgehalten, das jetzt auch in deutscher Sprache erschienen ist: ›50 Wege zu einem gesunden Herz‹. Darin kann man seine Ratschläge nachlesen: »Achte auf deine Gesundheit, aber vergiß nicht, das Leben zu genießen. Betreibe Sport. Iß weniger, aber gut. Gönne dir dein Glas Rotwein. Es ist gesund. Laß Dich nicht verrückt machen, wenn die Cholesterinwerte zu hoch sind. Man braucht oft keine Medikamente, sondern kann das allein mit dem Lebensstil regeln. Genieße Liebe und Sex. Beides sind Naturarzneien.«

Ein besonderes Anliegen ist Prof. Dr. Barnard im Rahmen seines Herzschutzprogramms die Zufuhr von bestimmten Vitaminen, Mineralstoffen und Enzymsubstanzen, die das Herz braucht, um gesund zu bleiben:

- Vitamin C und bestimmte Vitamine aus dem B-Komplex: B 6, B 12 und Folsäure. Damit verhindert man, daß sich im Körper zuviel Homocystein ansammelt, eine ebenso gefährliche Substanz wie Cholesterin.
- Magnesium und Kalium – Mineralstoffe, die das Herz stärken, Herzrhythmusstörungen vorbeugen und stark gegen Streß machen.
- Die Vitamine E, Betacarotin, das Spurenelement Selen und viele Pflanzenfarbstoffe – sogenannte Bioflavonoide –, die das Herz vor aggressiven Umweltschadstoffen schützen, den gefürchteten ›freien Radikalen‹.
- Carnitin und Co-Enzym Q 10. Sie sorgen dafür, daß der Fettstoffwechsel im Herzen gesund und harmonisch bleibt.

Die Kombination all dieser lebenswichtigen Stoffe fürs Herz nennt Prof. Dr. Barnard Formula 50, die Formel 50 fürs Leben, weil man spätestens mit 50 beginnen sollte, die ›Sprit‹-Zufuhr fürs Herz zu überwachen.

Prof. Dr. Barnard wettert gegen die Nahrungsmittelindustrie, die uns viele vitalstoffarme Produkte vorsetzt: unreifes Obst, Gemüse, das kreuz und quer durch Europa transportiert wurde, raffinierte Öle, Fertiggerichte mit Konservierungsmitteln, viel zu wenige Vollkornprodukte. Deshalb ist er der Meinung: Gesundheit ist heute nicht mehr eßbar. Wer sich nicht vorbildlich gesund und ausgewogen ernährt, muß die lebenswichtigen Herzschutzstoffe zeitweise gezielt zuführen.

Ein gesunder Lebensstil kann oft Medikamente ersetzen

Wir alle sollten uns bemühen, immer frisches, reifes Obst und Gemüse aus der Region zu essen. Wir sollten das Gemüse oft roh genießen oder zumindest in der Küche schonend zubereiten. Wir sollten mehr Fisch und weniger Fleisch verzehren und öfter kleine Mahlzeiten zu uns nehmen. Und wir sollten, wenn wir das alles nicht konsequent durchhalten können, eine Nährstoffmischung fürs Herz als Ergänzung aus der Apotheke aufnehmen.

- Es gibt Prof. Barnards Formula 50 als Nährstoffpulver in Säckchen. Man löst ein bis zweimal am Tag ein Säckchen in einem Glas

Wasser auf und nimmt die Herzschutzstoffe in Form eines erfrischenden Getränkes zu sich. Prof. Barnard nennt es einen ›Herzcocktail‹.
- Es gibt die Nährstoffkombination nach dem Rezept des Prof. Dr. Barnard auch in Form von Kapseln, für unterwegs und für den Arbeitsplatz.

Auf eines ist Prof. Dr. Barnard besonders stolz: Seine Nährstoffsubstanzen sind nicht synthetisch. Sie werden aus der Natur gewonnen; aus gereiften Bioweizenkörnern, die mit Quellwasser unter Sonneneinstrahlung zum Keimen gebracht, dann geerntet und verarbeitet werden.

Mit Jojobaöl gesund und entspannt durch den Winter

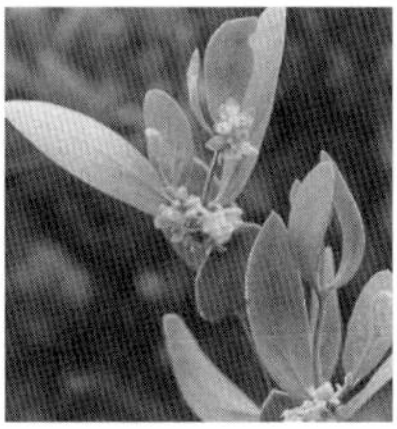
Die Blüte des Jojobastrauchs

Im Winter sollten wir immer eine Flasche Jojobaöl zuhause haben, da dieses Naturprodukt nach neuesten Erkenntnissen ein hilfreicher Begleiter durch die kalte Jahreszeit ist. Viele sind der Meinung, daß das Jojobaöl eine Substanz ist, die nur in der Kosmetik eingesetzt wird. Es ist zwar richtig, daß das Öl dort verwendet wird, man hat aber auch die Erkenntnis gewonnen: Jojobaöl ist ein interessantes Naturheilmittel, das wir in Zukunft viel mehr nutzen sollten.

Wenige wissen, daß das Jojobaöl eigentlich gar kein Öl ist. Es ist ein flüssiges Wachs, das in einem schonenden Verfahren aus der Jojobanuß ausgepreßt wird. Der Jojobastrauch, der bis zu drei Meter hoch wird, wächst vorwiegend in den Wüstenstrichen von Kalifornien und Mexiko.

Was ist nun so wertvoll am Jojobaöl? Es enthält heilsame Fettsäuren, ungesättigte und gesättigte Alkohole, die Vitamine A und E, Aminosäuren, entzündungshemmende Wachssubstanzen und interessante natürliche Konservierungsstoffe. Das Jojobaöl wird nicht ranzig, hält bis zu 25 Jahre und behält die ganze Zeit über all seine Wirkstoffe. Und es hält unbeschadet Temperaturen bis zu 300 Grad Celsius aus.

Und darum kann uns das Jojobaöl besonders in den kalten Jahreszeit als Naturarznei helfen:

- Wenn man einen Schnupfen hat und an einer verstopften Nase leidet, kann man mit Jojobaöl die Nase wieder frei machen und die

Schleimhäute zum Abschwellen bringen. Man gibt ein paar Tropfen unter die Nasenlöcher und zieht das Öl auf. Sehr angenehm ist es, wenn man dafür das Jojobaöl mit zwei Tropfen Basilikumöl oder einem Tropfen Teebaumöl mischt.

Jojoba ist besonders im Winter eine wertvolle Naturarznei

- Bei Bronchitis oder Husten mischt man zu gleichen Teilen Jojobaöl, Pfefferminzeöl, Kampferöl und Eukalyptusöl. Gut verrühren und vor dem Zubettgehen Hals, Brust und Rücken damit einreiben. Über Nacht einwirken lassen.
- Bei Halsschmerzen mischt man 20 Milliliter handwarmes Jojobaöl mit fünf Tropfen Melissenöl. Damit tränkt man ein Leinentuch, legt es an den Hals, wickelt ein trockenes Tuch darüber und läßt das ganze über Nacht oder tagsüber mindestens vier Stunden einwirken.
- Im Zuge einer Erkältung treten im Herbst und Winter sehr oft auch Ohrenschmerzen auf. Auch da kann das Jojobaöl helfen. Mischen Sie zehn Milliliter mit fünf Tropfen Lavendelöl. Tränken Sie mit dieser Mixtur einen Wattebausch und stecken Sie ihn ins Ohr. Lassen Sie das Öl etwa eine Stunde einwirken.
- Sehr oft treten in der kalten Jahreszeit – speziell bei extrem tiefen Temperaturen – bei vielen Menschen Kopfschmerzen auf. Greifen Sie nicht gleich zu einem starken Kopfschmerzmittel. Mischen Sie zehn Milliliter Jojobaöl mit einigen Tropfen zehnprozentigem Pfefferminzöl. Damit reiben Sie nun 15 Minuten lang Schläfen, Stirn oder andere schmerzende Stellen am Kopf mit bloßen Fingern ein. Die äußerliche Therapie wirkt sehr oft wie eine Schmerztablette, allerdings ohne Nebenwirkungen.
- In den kalten Monaten sind viele Menschen besonders streßanfällig. Das Jojobaöl bringt schnelle Entspannung. Man mischt zu diesem Zweck 20 Milliliter mit zwei bis drei Tropfen Rosenöl oder mit einem Tropfen Weihrauchöl. Damit reibt man sich Nacken und Nabel ein. Das hat einen sehr beruhigenden Effekt.
- Und wenn es an düsteren Tagen auch mit der Liebe bei manchen Paaren nicht so klappt, gibt es auch dafür ein Rezept: Riechen Sie an einem Fläschchen Jojobaöl. Oder massieren Sie sich gegenseitig damit ein. Die anregende Wirkung für Stunden der Liebe wird durch die Beigabe von einigen Tropfen Rosenöl verstärkt.
- Allein der Duft dieser Mischung fördert die Entspannung von Körper, Geist und Seele.

Die heilende Kraft aus den Grapefruitkernen

Speziell in der kalten Jahreszeit, wenn der Winter seinen Höhepunkt erreicht, ist die Grapefruit – auch Pampelmuse genannt – bei uns ein sehr beliebtes Obst. Sie liefert reichlich Vitamin C, ihr bitter-süßer Geschmack löscht wunderbar den Durst. Die Frucht stammt aus den subtropischen Ländern Mittelamerikas und wird heute in Israel, Griechenland, Spanien und Südafrika geerntet.

Der hohe Gehalt an Vitaminen, Mineralstoffen, Spurenelementen, Pflanzenfarbstoffen und Enzymen macht die Grapefruit zu einem besonders gesundheitsfördernden Obst:

- Grapefruits sind die ideale Begleitnahrung beim Abnehmen. Der Saft fördert den Abbau von Fettzellen im Körper.
- Grapefruits stärken das Immunsystem.
- Die Hormonproduktion wird angekurbelt.
- Man kann sich damit vor Erkältungen schützen.
- Grapefruits entgiften den Darm und schützen die Darmflora.
- Sie wirken sich positiv auf Venenprobleme wie Krampfadern und Hämorrhoiden aus.

Grapefruits stärken das Immunsystem

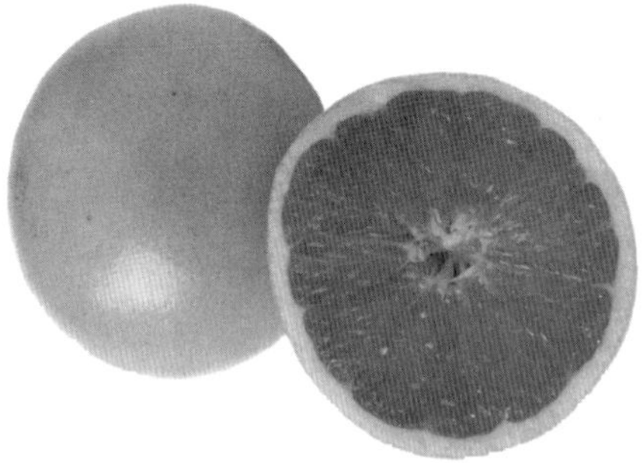

Vorsichtig im Umgang mit Grapefruits und Grapefruitsaft müssen all jene sein, die zu Nierensteinen, zu Sodbrennen, zu saurem Aufstoßen neigen und auf Zitrusfrüchte allergisch sind.

Nunmehr aber hat die Naturmedizin etwas von der Grapefruit entdeckt, dem man bis vor einiger Zeit keine Beachtung schenkte. Es handelt sich um die Kerne der Frucht. Entdeckt wurden die gesundheitsfördenden Kräfte der Grapefruitkerne von dem amerikanischen Wissenschaftler Prof. Dr. Jacob Harich. Er machte in seinem Garten eine interessante Beobachtung: In einem Berg aus Biomüll verrottete alles, nur nicht die Grapefruitkerne.

Er untersuchte die Kerne und fand darin Substanzen, die das Wachstum von Bakterien und Pilzen hemmen: Glykoside und Polyphenole. Und er fand Bioflavonoide, die Entzündungen bekämpfen. Die Folge dieser Entdeckung: Dr. Harich gewann aus den Grapefruitkernen einen Extrakt, der schon sehr bald als natürliches Konservierungsmittel für Lebensmittel eingesetzt wurde.

Neuerdings wird das Grapefruitkernextrakt bereits gezielt in der Naturmedizin angewendet. Es liegen interessante Erfahrungen vor:

- Es wirkt rasch gegen Zahnfleischentzündungen. Man gibt zehn Tropfen in 1/4 Liter lauwarmes Wasser und gurgelt damit.
- Mit demselben Rezept kann man rasch Halsschmerzen lindern.
- Bei einer Darminfektion verrührt man dreimal täglich sieben Tropfen Grapefruitkernextrakt in einem Glas Wasser und trinkt die Mischung in kleinen Schlucken.
- Wer starken, üblen Körpergeruch verbreitet, sollte täglich nach dem Duschen Achselhöhlen, Nacken und Rücken mit einem Gemisch aus 20 Tropfen Grapefruitkernextrakt und 1/2 Liter Wasser einreiben.
- Man kann sich mit dem Kernextrakt auch stark machen gegen Akne, Fußpilz und gegen Schuppenbildung im Haar. In diesem Fall gibt man täglich ein paar Tropfen Grapefruitkernextrakt ins Duschbad, in die Waschlotion oder ins Haarshampoo.

Man muß aber vorsichtig sein, denn unverdünnt kann der Extrakt, den man in der Apotheke und in Reformhäusern bekommt, in den Augen Bindehautreizungen hervorufen. Und in größeren Mengen ist er giftig.

Molke macht fit, hält schlank und liefert Energie

Molke hat einen angenehmen säuerlichen Geschmack

Wir sollten im Interesse der Gesundheit das ganze Jahr über viel trinken. Und da bietet sich ein ganz besonderes, erfrischendes Milchprodukt an: die Molke. Es handelt sich dabei um ein Nebenprodukt aus der Milchverarbeitung. Molke entsteht bei der Herstellung von Hart- oder Weichkäse. Die Molke ist dabei der flüssige Anteil der Milch, eine grünlich-gelbe Flüssigkeit, die einen angenehm säuerlichen Geschmack besitzt. Sie sondert sich ab, wenn das Käseeiweiß – das Kasein – und das Fett ausgeschieden werden. Dieser Prozeß wird durch ein spezielles Enzym – das Labferment – in Gang gesetzt.

Molke hat man bereits in der griechischen Antike gekannt. Die ersten wissenschaftlichen Abhandlungen über die Molke stammen aus dem 18. Jahrhundert von den Universitäten Freiburg und Basel.

Molke ist ein ideales Elektrolytgetränk, das dem Organismus leicht aufnehmbare Mineralstoffe liefert und den Körper nicht belastet. Molke ist ein hervorragender Durstlöscher mit einem angenehmen, säuerlichen Geschmack, der leicht verdaulich ist und dem dem Körper rasch Energie zuführt. Und Molke ist auch ein Schlankmacher.

Molke fördert das Schlankwerden und Schlankbleiben

Die Molke besteht zu 95 Prozent aus Wasser und enthält darüber hinaus viele wertvolle Biostoffe, die den Organismus in Schwung bringen. Die wichtigsten Bestandteile der Molke sind: Milchzucker, rechtsdrehende Milchsäure, hochwertiges Molkeeiweiß, Vitamine der Gruppe B, C und E, die Spurenelemente Zink, Kupfer, Eisen, Magnesium, Calcium und Kalium, schließlich die Orotsäure, die unsere Zellen jung erhält.Und das bringen all diese Wirkstoffe unserer Gesundheit, wenn wir regelmäßig Molke trinken:

- Molke macht vital, stärkt die Darmflora und die Immunkraft. Molke bekämpft aber auch Verstopfung und Blähungen. Sie entgiftet den Darm.
- Molke stärkt die Nerven und macht leistungsstark für den Sport.
- Molke hat eine positive Wirkung auf die Leber, kann erhöhtes Cholesterin senken.
- Molke schafft starke Knochen, wirkt verschönernd auf die Haut und bekämpft Cellulite.
- Molke aktiviert den Stoffwechsel, bindet überschüssige Harnsäure, beugt der Gicht vor.
- Molke verbessert die Aufnahme der Mineralstoffe Calcium, Kalium und Magnesium.
- Molke kann erhöhten Blutdruck senken.
- Sie ist das ideale Getränk zu einer Diät.
- Durch den hohen Anteil an Orotsäure kann man die Molke als Jungmacher bezeichnen.
- Äußerlich aufgetragen, kann man die Molke gegen Akne, Ekzeme, Hautausschläge, gegen rauhe Hände und Fußpilz einsetzen.

Es gibt in Apotheken, Reformhäusern und Naturkostläden die hochwertigste Form der Molke, das vergorene Molkekonzentrat, das mit rechtsdrehender Milchsäure angereichert ist. In einem speziellen Herstellungsverfahren wird die milchsauer vergorene Molke komplett vom Eiweiß getrennt und schonend im Vakuum zu einem sogenannten Molkosankonzentrat umgewandelt. Das ist die haltbar gemachte Form der Molke. Dieses konzentrierte Milchserum gibt es in Glasflaschen mit 200 oder 500 Milliliter Inhalt.

Man verrührt morgens einen Eßlöffel davon in einem Glas Mineralwasser oder Orangensaft und trinkt das Ganze vor dem Essen. Zum Entschlacken, Schlankbleiben und Schlankwerden sollte man – bei reduzierter Nahrungsaufnahme – drei Wochen lang dreimal am Tag jeweils 20 Minuten vor jeder Mahlzeit ein Glas in kleinen Schlucken trinken. Man kann mit etwas Honig süßen.

Nur hochdosierter Baldrian bringt den natürlichen Schlaf

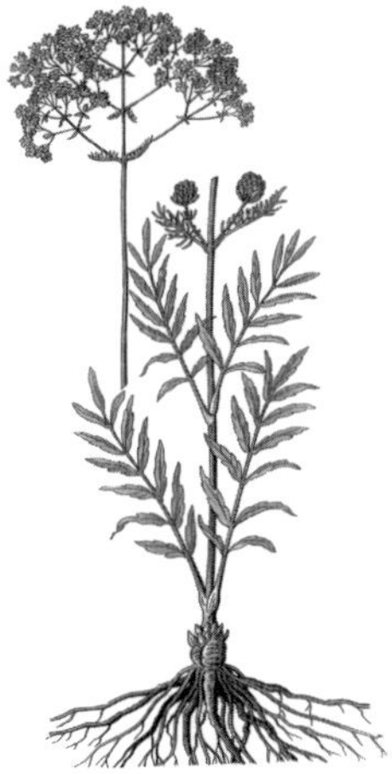

Baldrian ist eine Alternative zu Schlaftabletten

Rund ein Drittel aller Erwachsenen leidet in Deutschland unter Schlafstörungen. Die Betroffenen schlafen schwer ein oder haben Probleme mit dem Durchschlafen. Das ist für Körper, Geist und Seele sehr schädlich. Schlechter Schlaf ist nicht nur ein ›Ärgernis der Nacht‹. Wer nachts schlecht schläft, leidet tagsüber unter Müdigkeit und Erschöpfung, Leistungs- und Konzentrationsfähigkeit nehmen ab. Es kann zu allgemeinem Unwohlsein, Antriebsschwäche, depressiven Verstimmungen und Angstzuständen kommen.

Es ist daher sehrwichtig, daß man möglichst rasch etwas gegen Schlafprobleme unternimmt. Das tun auch viele, bedenklich aber ist: Rund eine Million Deutsche nehmen täglich Schlaftabletten. Dabei handelt es sich zumeist um sogenannte Benzodiazepin-Präparate, die in den letzten Jahren immer stärker in die Diskussion geraten sind.

Privatdozent Dr. Stephan A. Volk, Facharzt für Psychiatrie und Psychotherapie am Universitätsklinikum Frankfurt am Main, Leiter der Spezialambulanz für Schlafmedizin, weist darauf hin: »Die Benzodiapzepine können tagsüber das Reaktionsvermögen stören, was im Straßenverkehr Gefahren birgt. Ganz besonders problematisch kann das werden, wenn Alkohol getrunken wird. Es gibt auch ein Risiko einer Abhängigkeitsentwicklung. Die Dosierung muß immer mit dem Arzt festgelegt werden. Die Einnahme darf nicht länger als vier Wochen dauern.«

Als sinnvolle Alternative setzt man in jüngster Zeit verstärkt pflanzliche Substanzen ein. Und unter diesen Mitteln hat sich der hochdosierte Extrakt aus der Baldrianwurzel am bestens bewährt. In der Medizin sieht man den Baldrian als wieder entdecktes natürliches Schlafmittel. Dazu meint die Pharmakologin Dr. Eve Morgenstern, Dozentin an der Humboldt-Universität in Berlin: »Baldrian wird auf Grund seiner beruhigenden und schlaffördernden Wirkung seit langem verwendet. Es lagen bisher jedoch wenig aussagekräftige Studien dazu vor. Wir haben im Rahmen einer aktuellen Untersuchung den hochdosierten Sedonium-Trockenextrakt LI 156 aus der Baldrianwurzel eingesetzt. Unsere neue Erkenntnis: Nur wenn man Baldrian in hohen Dosierungen längere Zeit einsetzt, erzielt man damit hervorragende Ergebnisse im Kampf gegen Schlafprobleme.«

Das erklärt auch, warum der seit langem bekannte Baldriantee bei den meisten Menschen gar nicht wirkt. Die Studie hat sogar ergeben: In niedrigen Dosierungen kann Baldrian erregen, unruhig machen und schlafstörend wirken.

Baldrian ruft keine Nebenwirkungen hervor

Der Baldrianextrakt ist allen chemischen Schlafmitteln weit überlegen, da keinerlei Suchtrisiko besteht und keine Nebenwirkungen auftreten. Es kommt zu keiner Tagesmüdigkeit und daher zu keiner Gefährdung im Straßenverkehr. Baldrian wird von allen Betroffenen gut vertragen. Das wurde von Dr. Andrea Rodenbeck am Zentrum Psychologische Medizin an den Kliniken der Universität Göttingen nachgewiesen.

Jeder, der Schlafprobleme hat, muß vor allem wissen, daß Schlaftabletten mit chemischen Substanzen den Betroffenen lediglich betäuben. Er kann keinen natürlichen Schlaf erleben. Wer aber Baldrianextrakt einsetzt, hat die Gewißheit, daß er auf absolut natürliche Weise in einen Tiefschlaf versetzt wird, in dem sich Körper, Geist und Seele optimal erholen und für den nächsten Tag Kräfte sammeln können.

Wer Schlafprobleme hat, nimmt abends vor dem Zubettgehen unzerkaut mit Flüssigkeit zwei Dragees mit je 300 Milligramm Baldrianwurzel-Trockenextrakt (in der Apotheke). Eines muß man allerdings wissen: Der Einsatz von Baldriandragees braucht seine Zeit. Die Wirkung tritt oft erst zwischen fünf und vierzehn Tagen ein. Also brechen Sie nicht vorzeitig die Behandlung ab.

Die Yamswurzel als Jungbrunnen – Sie bremst das Altern

Wir alle wollen in unserem Leben möglichst lange jung, fit und vital bleiben. Daher ist der Mensch seit jeher auf der Suche nach einem Jungbrunnen. Die Wissenschaft hat schon sehr früh erkannt: Zu einem entscheidenden Teil sind Hormone für unsere Jugend, für die Sexualität, für ein gutes Gedächtnis und für eine positive Stimmung verantwortlich. Und da gibt es einen Hormonstoff, der von amerikanischen Wissenschaftlern als »Schlüssel zum Jungbrunnen« bezeichnet wird: DHEA. Das ist die Abkürzung für Dehydro-Epian-Drosteron. DHEA bremst den Alterungsprozeß und hilft uns, lange jung zu bleiben. Die Substanz kommt in natürlicher Form in unserem Körper vor und wird in der Nebenniere gebildet. Sie ist unter anderem die Vorstufe für unsere Geschlechtshormone.

Das DHEA kann aber noch viel mehr: Jüngste Studien lassen darauf schließen, daß es mithilft, Herz- und Kreislauferkrankungen, einem zu hohen Cholesterinspiegel, Diabetes, Osteoporose, Übergewicht und Gedächtnisschwäche vorzubeugen.

Die körpereigene Produktion des ›Jungmacher‹-Hormons läßt sich beeinflussen

Durch unser modernes Leben, durch Streß, Bewegungsmangel und falsche Ernährung wird die Produktion des körpereigenen DHEA gebremst. Das ist auch die Erklärung dafür, daß wir mit zunehmendem Alter immer weniger DHEA in uns herstellen. Man kann den DHEA-Spiegel durch Entspannung und Meditation wieder erhöhen.

Doch viele Menschen wollen es sich sehr einfach machen. Sie besorgen sich auf Umwegen aus dem Ausland synthetisch hergestelltes DHEA. Und sie denken, daß sie damit die ewige Jugend schlucken. Davor warnen Ärzte mit Recht. Die unkontrollierte Zufuhr eines künstlichen Hormons kann böse Nebenwirkungen haben. Man kann derzeit noch nicht abschätzen, welche Spätfolgen das für den menschlichen Organismus haben könnte. Darum wird synthetisches DHEA in Deutschland und Österreich in Apotheken nicht abgegeben.

Es gibt aber einen viel besseren Weg, das ›Jungmacher-Hormon‹ zu nützen. Man kann einiges tun, um den eigenen DHEA-Spiegel auf natürliche Weise zu erhöhen und damit den Körper jung und vital zu erhalten, wobei auch die Liebeskraft bei Mann und Frau gestärkt wird. Das alles aktiviert die körpereigene Produktion von DHEA: körperliche Bewegung, Verzicht auf Nikotin, Aufnahme von Alkohol nur in sparsamen Mengen, Streßvermeidung, genügend Schlaf, schlank bleiben und Übergewicht abbauen, den Körperfettanteil niedrig halten, viel Obst und Gemüse essen, viele Ballaststoffe aufnehmen, aber wenig Fett, wenig Zucker, wenig Weißmehl.

Die wohl interessanteste Maßnahme, die Wissenschaftler der österreichischen Espara-Forschung in Salzburg entdeckt haben: Nutzen Sie die Kraft der Yamswurzel. Das ist die Wurzel einer Pflanze, die in Nordamerika und in Mexiko wächst. Sie enthält einen Stoff mit den Namen Diosgenin. Er ist in seiner Struktur dem Progesteron sehr ähnlich. Und er ist der Roh- und Grundstoff, den der Körper braucht, um sein körpereigenes DHEA verstärkt herzustellen. Das ist der sinnvolle Weg: Der Organismus bekommt eine Natursubstanz und produziert damit seine lebensnotwendigen Hormone selbst. Es gibt kein Risiko, keine Nebenwirkungen.

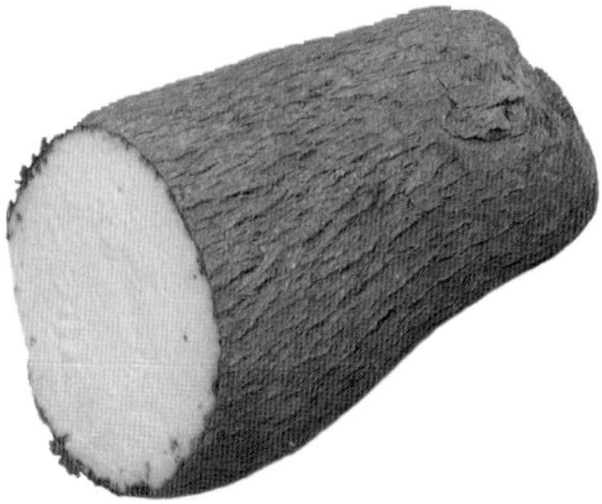

Die Yamswurzel

Den natürlichen Extrakt aus der Yamswurzel gibt es in Kapseln (in der Apotheke und im Reformhaus). Man braucht täglich nur erine Kapsel zu nehmen, um die körpereigene Produktion des DHEA anzukurbeln.

Die Yamswurzel hilft uns, auf volkommen harmlose, ungefährliche Weise das Hormon DHEA selbst zu produzieren, damit wir bis ins hohe Alter jung bleiben können.

L-Carnitin stärkt das Herz, hält uns schlank und fit

Vielen von uns dauert der Winter stets viel zu lange. Und in der Vorfreude auf den Frühling sind sich viele bewußt: Ich muß etwas für meine Gesundheit tun. Ich möchte abnehmen, möchte leistungsfähiger und fit werden. Und ich muß etwas für mein Herz und den

Kreislauf tun. Für all diese Maßnahmen gibt es einen Stoff in der Natur, der uns helfen kann: L-Carnitin.

Es handelt sich bei L-Carnitin um eine lebensnotwendige Aminosäureverbindung, die im menschlichen Körper eine Schlüsselfunktion für wichtige Stoffwechselprozesse innehat. L-Carnitin wurde im Jahr 1905 entdeckt. Es wird vor allem in der Leber und in der Niere produziert und wird hauptsächlich in den Muskeln gespeichert. Da der Organismus in vielen Fällen zu wenig L-Carnitin herstellt, ist es oft notwendig, die Substanz zusätzlich mit der Nahrung aufzunehmen. Und dafür brauchen wir L-Carnitin: Es baut Energie in allen unseren Muskeln auf. Besonders wichtg ist das für den Herzmuskel. Man weiß schon seit langer Zeit aus internationalen Forschungen: Menschen, die immer genügend L-Carnitin gespeichert haben, verfügen über ein gesünderes Herz, das Streßbelastungen viel besser standhalten kann. L-Carnitin wird mit Erfolg in der Herzmedizin eingesetzt. Die weitaus größere Bedeutung hat es allerdings nach Meinung vieler Wissenschaftler für die Vorsorge. Das gesunde Herz sollte in unserer hektischen Zeit optimal mit L-Carnitin vesorgt werden, damit es gesund und streßfest bleibt. Daher werden auch Leistungssportler mit L-Carnitin versorgt, weil sie zusätzliche Leistungsreserven in sich aufbauen können.

Wie kann man Streß besser standhalten?

Der positive Nebeneffekt: Wer genügend Vorrat an L-Carnitin in den Muskeln hat, verfügt auch im Alltag über mehr Vitalität und Fitneß und fühlt sich wohler.

Doch das L-Carnitin hat noch eine wesentliche Aufgabe, die vor allem jene zugute kommt, die abnehmen wollen: Es greift aktiv in den Fettstoffwechsel ein, sorgt dafür, daß Fett in den Körperzellen verbrannt wird und daß der Blutzuckerspiegel nicht absinkt. Ein zu niedriger Blutzuckerspiegel löst Heißhungerattacken aus. Bei demjenigen, der zu wenig L-Carnitin hat, funktionieren diese Stoffwechselvorgänge nicht. Das bedeutet, daß jeder auch noch so konsequent eingehaltene Diätversuch scheitert, weil die Voraussetzungen dafür fehlen. Man darf aber L-Carnitin nicht als ›Wundermittel‹ zum Abnehmen sehen. Die Substanz ist eine hervoragende Hilfe fürs Abspecken,wenn man sonst alle dafür notwendige Regeln erfüllt: regelmäßige körperliche Bewegung, viel Obst und Gemüse, Pflanzenöle anstelle von tierischen Fetten, weniger Fleisch, mehr Fisch, ausreichend Schlaf,wenig Alkohol.

Man kann mit der Zufuhr von L-Carnitin nicht nur das Herz stärken, Leistung und Fitneß steigern, sondern auch Appetit und Heißhunger bremsen und unterbinden. Aus diesem Grund haben amerikanische Wissenschaftler eine spezielle Form gefunden, in der L-Carnitin heute allgemein zugeführt werden kann: nämlich als beliebter ›Fit Gum‹, als Kaugummi für Figurbewußte. Das hat viele Vorteile:

- Laut einer Studie der berühmten Mayo-Klinik in Rochester, USA, hilft allein Kaugummi kauen an sich schon beim Abnehmen. Wer kaut, greift automatisch nicht so oft zu etwas verlockendem Eßbaren.
- Beim Kauen gelangt das L-Carnitin besonders schnell und wirkungsvoll über die Mundschleimhäute in den Organismus. Die Aufnahme erfolgt auf diese Weise zu 100 Prozent.

Den Kaugummi mit L-Carnitin – als Lemon Fit Gum mit Zitronengeschmack – gibt es nur in der Apotheke. Man nimmt ihn mehrmals am Tag fürs Herz und zum Bremsen der Eßlust.

Die Heilkraft der Heidelbeere macht unsere Augen gesund

Wer hätte das gedacht: Die Heidelbeere ist für das nächste Jahrtausend von der Medizin als wertvolle Naturarznei entdeckt worden – für die Behandlung von mehreren Augenproblemen. Und es hat sich herausgestellt, daß man mit den natürlichen Kräften der Heidelbeere therapeutische Erfolge erzielen kann, die man bisher mit chemischen Medikamenten nicht erreicht hat.

Die Heidelbeere wirkt besser als chemische Medikamente

Die erstaunliche Wirkung der Heidelbeere hat man zum ersten Mal im Zweiten Weltkrieg durch einen Zufall entdeckt. Damals stellten britische Militärpiloten fest, daß sie nach dem Genuß von reichlich Heidelbeermarmelade nachts besser sehen konnten. In den 60er Jahren haben dann Wissenschaftler in der Heidelbeere die Anthocyane entdeckt, den Hauptwirkstoff der blauen Farbe in der Heidelbeere.

Es wurden Tests und Studien mit französischen Piloten durchgeführt. Die Ergebnisse waren sensationell. Sie bewiesen, daß die Anthocyane in der Heidelbeere unsere Sehkraft stärken und den Augen helfen, gesund zu bleiben.

Die interessanteste und überzeugendste Studie dazu wurde von Dr. Hans Brandl durchgeführt, Leiter der Abteilung Augenheilkunde am Flugmedizinischen Institut der deutschen Luftwaffe in Fürstenfeldbruck. Die Studie ergab: Wer regelmäßig Anthocyane aus der Heidelbeere zu sich nimmt, kann bei Dunkelheit besser sehen, kann von der Nachtblindheit befreit werden und hat damit bei Autofahrten in der dunklen Jahreszeit mehr Sicherheit am Steuer. Die Probanden der Studie konnten nach der Therapie auch nicht mehr so stark von Scheinwerfern entgegenkommender Autos geblendet werden.

Das sind für alljene wichtige Erkenntnisse, die beruflich oder privat viel im Auto unterwegs sind.

Doch das ist nicht alles, was die Heidelbeere kann. Bei jedem Diabetiker besteht die Gefahr, daß sich die dünnen Wände der Blutgefäße in der Netzhaut extrem ausdehnen. Sie werden brüchig, Blut tritt aus und lagert sich im umliegenden Gewebe ab. Manche Blutgefäße verschließen sich ganz. Diese verhängnisvolle Entwicklung kann im Laufe der Zeit zu einer Erblindung führen. Ärzte nennen diese Erkrankung Diabetische Retinopathie.

Da man die ersten Anzeichen im Rahmen einer Netzhaut-Untersuchung sehr früh feststellen kann, gibt es eine Chance. Man kann dieser gefährlichen Augenerkrankung mit dem blauen Farbstoff der Heidelbeere vorbeugen. Die Anthocyane aus der Heidelbeere wirken stabilisierend auf die Wände der feinen Blutgefäße in den Augen. Sie können vor dem Brüchigwerden schützen, können ein Fortschreiten des Leidens aufhalten.

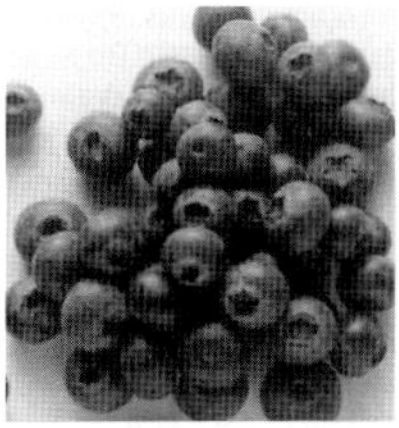

Die Heidelbeere – Hilfe bei zahlreichen Augenerkrankungen

Schließlich gibt es noch im fortschreitenden Alter bei vielen Menschen die Makula-Degeneration, ebenfalls eine Erkrankung der Netzhaut, die auch zur Erblindung führen kann. Dieses Leiden kann ebenfalls mit den Anthocyanen aus der Heidelbeere verhindert werden.

Allerdings kann man mit dem Verzehr von frischen oder tiefgefrorenen Heidelbeeren allein keine medizinischen Erfolg erzielen. Die Anthycyane müssen in extrem hohen Dosierungen verabreicht werden. Für einen Gramm Wirkstoff muß ein ganzes Pfund wildwachsender Heidelbeeren verarbeitet werden. Im Rahmen einer ärztlichen Behandlung muß der Patient täglich drei bis vier Dragees mit jeweils 100 Milligramm Heidelbeerwirkstoff einnehmen. Man erhält sie in der Apotheke.

Wer betroffen ist, seine Augen bei Netzhautproblemen schützen und stärken möchte, sollte mit dem Arzt über eine Therapie mit Heidelbeerextrakt sprechen. Er kann eine wirkungsvolle Vorbeugung und Behandlung einleiten.

Kava-Kava – Natürliche Hilfe gegen Angst und Unruhe

Immer mehr Menschen leiden unter Angst. Allein in Deutschland sind acht Millionen Erwachsene davon betroffen: die Sorge um den Arbeitsplatz, um den Erhalt der Wohnung, um die Gesundheit, um den Euro und um die Zukunft im allgemeinen. Das alles trägt dazu bei, daß viele von uns Gefühle der Angst und der Unruhe entwickeln.

Kava-Kava ruft keine Abhängigkeit hervor

Ein gewisses Maß an Angst ist völlig naürlich, ja sogar lebenswichtig. Angst ist notwendig, um sich in gefährlichen Situationen richtig zu verhalten, auch um sich zu schützen. Zum Problem wird Angst, wenn sie in Situationen auftritt, in denen wir uns eigentlich sicher fühlen sollten.

Auslöser dieser Angst sind oft berufliche, finanzielle oder private Probleme, auch Dauerstreß kann zu Angst führen. Oft sind die Angstgefühle mit Herzrasen, Atemnot, einem Engegefühl in der Brust, mit Magenbeschwerden, Gereiztheit, Nervosität und Leistungsabfall verbunden.

Das Problem unserer Zeit: Nur etwa 20 Prozent aller Betroffenen, die unter Angst leiden, gehen zum Arzt. Und sie bekommen von ihren Mitmenschen oft nur den Rat: »Reiß Dich zusammen!« Das geht so einfach nicht. Der Angstpatient braucht Hilfe.

Und so entsteht Angst in unserem Organismus: Wir nehmen mit unseren Sinnesorganen aus der Umwelt viele Reize auf. Nur ein kleiner Teil ist uns bewußt. Der Rest wird unterbewußt verarbeitet oder gar nicht verwendet. Dafür besitzen wir einen Reizfilter im Gehirn, der uns vor Reizüberflutung schützt. Man nennt ihn GABA-Filter. Er besteht aus Gamma-Amio-Buttersäure. Wenn nun jemand ständig überfordert ist, ist das Gehirn überlastet, die GABA-Filterfunktion vermindert und gestört. Es kommt zur Angst.

Es gibt nun verschiedene Möglichkeiten, die Angst zu bekämpfen. Man kann beispielsweise ein Glas Wein trinken. Dabei besteht die Gefahr der Abhängigkeit, zudem sind Leistung und Konzentration stark herabgesetzt. Man kann auch Benzodiazepin-Medikamente einnehmen. Sie wirken sofort. Aber auch hier besteht die Gefahr der Abhängigkeit, der herabgesetzten Leistung und des verminderten Reaktionsvermögens.

Der neue Trend ist eine Therapie aus der Natur, mit dem hochdosierten Laitan-Extrakt WS 1490 aus der Kava-Kava -Pflanze. Kava-Kava ist ein etwa zwei Meter hoher Strauch mit dichtem Blätterwuchs. Er verfügt über einen mächtigen Wurzelstock, der oft bis zu zehn Kilogramm wiegt. Der Kava-Kava-Strauch wächst in der Südsee auf den Inseln Mikronesien und Polynesien. Seit jeher bereitet man dort aus der Kava-Kava-Wurzel ein Getränk zu, das bei rituellen Zusammenkünften als beruhigendes Mittel verwendet wird. Früher hat man die Wurzel gekaut und mit Wasser aufgegossen. Seit 1990 wird aus der Wurzel auch der hochdosierte Laitan-Extrakt gewonnen.

Die entspannende Wirkung, mit der man Ängste und Unruhe besiegen kann, beruht auf den Inhaltstoffen Kavain und vielen anderen Substanzen. Das Zusammenspiel dieser Wirkstoffe kommt nur dann zur Geltung, wenn der Extrakt 70 Prozent Kavain mit den nötigen Begleitstoffen enthält. Aus 15 Kilo Wurzelstock wird ein Kilogramm Extrakt gewonnen. Es gibt den Extrakt in Kapselform in der Apotheke. Man nimmt eine Kapsel pro Tag.

Der Kava-Kava-Extrakt wirkt angstlösend, seelisch entspannend und baut Unruhezustände ab. Die geistige und körperliche Leistungskraft, die Fahrtüchtigkeit und Reaktionsfähigkeit werden dabei nicht eingeschränkt. Im Gegenteil: Aufmerksamkeit und Konzentration werden erhöht und auch die Schlafqualität verbessert sich. Es kann zu keiner Abhängigkeit kommen.

Da es sich bei Kava-Kava um ein natürliches Arzneimittel handelt, kann man nicht mit einer Sofortwirkung rechnen. Die ersten Erfolge zeigen sich erst nach einer Woche.

Der Reishi-Pilz macht stark und hält jung

Der Reishi-Pilz wird seit 4000 Jahren als Naturarznei verwendet

Seit kurzer Zeit spricht man bei uns von einem Pilz aus Asien mit heilenden Kräften. Die Chinesen nennen ihn Ling Zhi, die Japaner Reishi-Pilz. Es handelt es sich um einen großen, trockenen und holzartigen Pilz, der nur auf abgestorbenen Hartholzbäumen oder Baumstümpfen wächst und auch nur in der chinesischen Provinz Yunnan im Südwesten Chinas. 90 Prozent der Pilze, die für die Naturmedizin gesammelt werden, findet man auf abgestorbenen Pflaumenbäumen. Der Reishi-Pilz oder Ling Zhi kommt in der Natur nur sehr selten vor. Er glänzt so stark, als wäre er mit Lack überzogen.

Wenn man den Pilz auch heute noch ausschließlich in der Natur suchen müßte, könnte der Bedarf nicht gedeckt werden. Man muß nämlich rund 100 000 alte Pflaumenbäume absuchen, um ein paar Pilze zu finden. In den letzten 20 Jahren ist es gelungen, den Reishi-

Pilz zu kultivieren. Der japanische Forscher Shigeoki Mori hat eine Anbaumethode entwickelt, mit der er den Pilz im Glashaus züchten kann. Es müssen dabei strengste hygienische Vorschriften eingehalten werden, weil der Pilz sehr anfällig für Schädlinge ist.

Man kann den Reishi-Pilz für die Naturmedizin nur verwenden, wenn er zwei Jahre alt ist. Dann ist er reif und hat die meisten Wirkstoffe. Es wird nur der Fruchtkörper verwendet. Dieser wird getrocknet und in einem aufwendigen Verfahren zu Pulver verarbeitet.

Der Reishi-Pilz stärkt die Immunkraft

Der Reishi-Pilz wird in Asien seit rund 4000 Jahren verwendet. Was macht ihn so wertvoll für die Naturmedizin? Laborforschungen an der Universität von Kunming und an der Beijing-Universität in China haben ergeben, daß der Pilz eine Fülle von Wirkstoffen hat. Er enthält 18 verschiedene Aminosäuren, fast alle Mineralstoffe, die in der Natur vorkommen, die Vitamine B 1, B 2, B 6 und E, weiters die Substanzen Cumarin, Mannitol und 15 Spurenelemente. Im Mittelpunkt des medizinischen Interesses stehen zweifelsohne die Polysacharide und das Organo-Germanium, das im Pilz ganz besonders konzentriert vorkommt. Zum Vergleich: Die körpereigene Energiesubstanz Ogano-Germanium ist im Reishi-Pilz viermal so stark wie in der Ginsengwurzel.

Das Wirkspektrum des Reishi-Pilzes ist sehr groß:

- Er hilft, die Immunkraft aufzubauen. Er kann die Zellaktivität des Immunsystems steigern. Man kann das messen: Wer Reishi-Pilz-Pulver einnnimmt, fördert die Vermehrung der körpereigenen Abwehrzellen im Knochenmark. Das ist auch die Erklärung dafür, daß japanische Mediziner den Reishi-Pilz als unterstützende Therapie bei einer Krebsbehandlung einsetzen.
- Der Reishi-Pilz kann Bronchialasthma und Bronchitis erfolgreich bekämpfen.
- Er kann den Organismus stark gegen eine Reihe von Allergien machen.
- Der Reishi-Pilz unterstützt die Leber bei ihrer Entgiftungsarbeit, fördert den Abtransport von Schadstoffen.
- Erstaunliche Erfolge gibt es bei Arthritis.
- Der Reishi-Pilz kann auch gegen Bluthochdruck eingesetzt werden. Weiters bei Fettleber, bei Potenzproblemen und bei Wechseljahrbeschwerden.

– Ein besonders interessantes Phänomen: Der Pilz sorgt dafür, daß unser Blut mit mehr Sauerstoff versorgt wird und daß der aufgenommene Sauerstoff besser verwertet wird. Bergsteiger nehmen den Reishi-Pilz ein, weil sie dann nicht mehr an der Höhenkrankheit leiden.

Aber auch bei anderen Sportarten und im Alltag kann der Reishi-Pilz leistungssteigernd wirken. Der österreichische Mediziner und Wissenschaftler Dr. Peter Hörtnagel hat dazu Untersuchungen gemacht. Er findet, daß darin die größte Bedeutung des Pilzes liegt. Er hat auch herausgefunden, daß es sinnvoll ist, den Reishi-Pilz vorbeugend für die Gesundheit einzusetzen. Man kann damit die Vitalität steigern, länger fit bleiben. Man kann die Gedächtsnisleistung länger bei bester Qualität erhalten. Das gesunde Herz wird gestärkt und streßfest gemacht, das gesunde Immunsystem krisenfest.

Alle Studien, die bisher durchgeführt wurden, haben ergeben, daß es keine Nebenwirkungen gibt. Außer: Wenn man zuviel nimmt, bekommt man eventuell Durchfall. Die positive Wirkung des Reishi-Pilzes wird verstärkt, wenn man parallel dazu Vitamin C einnimmt.

In vergangenen Zeiten hat man das gemahlene Pulver des Pilzes mit Flüssigkeit eingenommen. Heute setzt man den Reishi-Pilz in Form eines fein gemahlenen Pulvers ein, das in Form von Kapseln (in der Apotheke) angeboten wird. Ärzte empfehlen die Einnahme von täglich ein bis zwei Kapseln. Bei chronischen Erkrankungen sollte die Einnahme über einen längeren Zeitraum erfolgen. Allerdings sollte man den Reishi-Pilz nur dann gezielt gegen Beschwerden einsetzen, wenn diese exakt vom Arzt abgeklärt und diagnostiziert worden sind.

Neuer Schnupfenspray – Die Nase trocknet nicht mehr aus

Von Herbst bis Frühling hat der Schnupfen Hochsaison. Diese scheinbar harmlose Erkältung kann für viele Menschen zu einer großen Belastung werden, vor allem wenn die Nasenatmung stark behindert wird. Bisher gab es zur Erleichterung abschwellendende Nasentropfen. Sie waren mit Gefahren verbunden: Die Schleimhäute trockneten aus, wurden gereizt und irritiert. Es konnte mit der Zeit zu einer Abhängigkeit von dem Präparat kommen, zum sogenannten Privinismus.

In den Cassella-Labors von Bad Segeberg ist deutschen Wissenschaftlern eine neue medizinische Entwicklung gelungen. Sie stellt eine Revolution in der Schnupfenbekämpfung dar. Mit ihr sind die bisherigen Abschwellprobleme besiegt und die Schnupfenzeit kann erheblich verkürzt werden. Die deutsche Arzneimittelbehörde hat daher im Jahr 2000 die Zulassung für dieses Weltpatent erteilt.

Das neue Nasenspray verkürzt die Schnupfenzeit erheblich

Wie sieht diese neue Schnupfentherapie aus? Erstmals ist es gelungen, die bewährte abschwellende Substanz Xylometazolin mit Dexpanthenol zu kombinieren. Dexpanthenol ist eine Teilsubstanz von Co-Enzym A, somit die Teilstruktur eines Co-Vitamins.

In einer wissenschaftlichen Studie an der Universitätsklinik Hamburg-Eppendorf konnte nachgewiesen werden, daß diese neue Kombination viel wirksamer als viele bisherige abschwellende Mittel ist und keinerlei unerwünschte Begleiterscheinungen aufweist. Man spricht von einem positiven Nasic-Effekt. Das heißt: Die Nasenschleimhäute schwellen ab, werden aber gleichzeitig gepflegt und mit Feuchtigkeit versorgt. Sie können nicht gereizt werden und sich nicht entzünden.

Privatdozent Dr. Wolfgang Kehrl und Dr. Uwe Sonnemann aus der Hals-Nasen-Ohren-Klinik des Universitätskrankenhauses Hamburg-Eppendorf, die diese Nasic-Studie durchgeführt haben, betonen: Die Kombination des abschwellenden Mittels mit dem schützenden und pflegenden Co-Enzym hat zur Folge, daß die Schwellung der Nasenschleimhaut rasch behoben wird, die Nasenschleimhaut selbst aber geschützt bleibt und sich sofort regenerieren kann. Die Nase wird schnell wieder frei, und es bleiben keine unerwünschten Nebenwirkungen zurück. Dadurch kann der Patient bald wieder mit dem Sprühen aufhören. Es entsteht kein Teufelskreis. Nase und Nasenschleimhaut sind atmungsaktiv und völlig gesund. Nach spätestens sieben Tagen ist der Schnupfen ausgeheilt, die Nase frei. Diese kurze Anwendungszeit wirkt dem Risiko des sogenannten Rebound-Effektes entgegen. Es gibt keine Suchtgefahr.

Der Wirkmechanismus dieser neuen Generation von Nasensprays wurde entdeckt, weil man beobachtet hat, daß Schleimhäute bei Reizungen und Schädigungen einen hohen Bedarf am Co-Enzym A haben.

Die Studie hat gezeigt: Selbst wenn man die neuen Nasentropfen bei bereits geschädigten Nasenschleimhäuten einsetzt, wird eine rasche Abheilung gefördert. Die angegriffene Nasenschleimhaut wird sofort regeneriert und vor weiteren Belastungen geschützt.

Der neue Nasenspray aus Deutschland, für den sich bereits Ärzte in aller Welt interessieren, enthält außer der abschwellfördernden Substanz Xylometazolin und dem schützenden sowie heilenden Co-Enzym A Dexpanthenol noch verschiedene Mineralstoffe und destilliertes Wasser. Der Anteil von Dexpanthenol ist 50mal so hoch wie die Abschwellsubstanz. Das allein zeigt schon, wie sehr der Schutz der Nasenschleimhäute den Wissenschaftlern bei dieser Entwicklung ein Anliegen war.

Den neuen Nasenspray gibt es in der Apotheke.

Fumarsäure hilft gegen Schuppenflechte

Seit Jahrhunderten kennt man eine Heilpflanze mit dem Namen Blausporn, auch Erdrauch genannt. Man hat Tee daraus zubereitet und gegen Gallenleiden eingesetzt. Der Hauptwirkstoff in diesem Kraut ist die Fumarsäure. Jüngste Forschungen beweisen, was viele Wissenschaftler schon lange behauptet haben: Die Fumarsäure ist nicht nur ein wichtiger Baustein für den Stoffwechsel, sondern kann auch erfolgreich gegen Erkrankungen des Immunsystems eingesetzt werden. Im Rahmen einer bundesweit vernetzten Studie an zwölf deutschen Universitäten konnte jetzt bestätigt werden, daß die Fumarsäure ein hervorragendes Mittel gegen die Schuppenflechte ist.

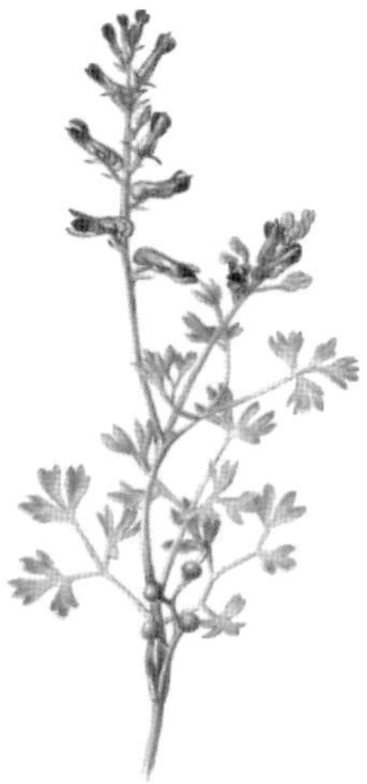

Erdrauch – wichtig für den Stoffwechsel

Zum ersten Mal berichtete der schwäbische Chemiker Walter Schweckendieck im Jahr 1959 über einen Selbstversuch. Nach einer Behandlung mit Fumarsäure verschwand seine schwere Schuppenflechte vollkommen. Er konnte aber die Medizin vom Einsatz dieser Substanz nicht überzeugen. Die Fumarsäure war jahrelang umstritten und wurde von Psoriasis-Patienten nur unter dem Ladentisch gekauft. Nun aber ist die Wirkung wissenschaftlich untermauert.

Das ist eine gute Nachricht für die rund drei Millionen Menschen in Deutschland, die an Schuppenflechte leiden.

Die Fumarsäure wird gegen Schuppenflechte im Rahmen einer Fumadermtherapie angewendet. Die Patienten bekommen den Wirkstoff in Form von Tabletten.

Dazu berichtet Prof. Dr. Peter Altmeyer, Direktor der Dermatologischen Klinik der Ruhr-Universität in Bochum: »Wir haben bereits mehrere tausend Psoriasis-Patienten mit der Fumaderm-Therapie behandelt. In den meisten Fällen verschwand die Schuppenflechte komplett.«

Prof. Dr. Enno Christophers, Direktor der Hautklinik in Kiel, einer der international renommiertesten deutschen Dermatologen, betont, daß die Fumarsäure ausgesprochen geringe Nebenwirkungen zeigt, wenn man sie mit Psoriasis-Präparaten vergleicht, die Cortison oder Ciclosporin enthalten.

Die Schuppenflechte ist eine chronisch-entzündliche Erkrankung, die sich an der Haut abspielt. Voraussetzung sind bestimmte Gene des Immunsystems, die den Impuls für diese Entzündung geben. Auslöser können sehr oft bakterielle Infektionen oder äußere Reize sein. Die meist lebenslange Behandlung kann oft nur zeitweise Linderung von Schmerzen, Juckreiz oder Hautausschlägen bringen und ist durch neue gesundheitliche Risiken der Nebenwirkungen erkauft. Daher ist der Nürnberger Privatdozent Dr. Ekkehard Jecht aus dem Vorstand des Deutschen Psoriasis Bundes der Fumaderm-Therapie gegenüber so positiv eingestellt. Grund dafür sind nicht nur die geringen Nebenwirkungen, sondern vor allem die Behandlungserfolge.

Hilfe auch bei anderen Immunerkrankungen?

Das hat andere Wissenschaftler neugierig gemacht. Und so meint Prof. Dr. Thomas Bieber, Chef der Dermatologischen Universitätsklinik Bonn: »Da die Fumarsäure derart erstaunlich gegen Erkrankungen des Immunsystem wirkt, ist anzunehmen, daß man sie auch gegen andere Immunerkrankungen wie Neurodermitis, Rheuma und Arthritis einsetzen kann.«

Die Therapie mit Fumarsäure gegen Schuppenflechte muß in Absprache mit dem Arzt erfolgen und dauert in der Regel 26 Wochen. Die Behandlung beginnt mit einer Tablette täglich und wird gesteigert. Die Dosierung wird individuell bestimmt. Der Patient muß in dieser Zeit viel Flüssigkeit zuführen.

Die Traubensilberkerze stoppt viele Wechseljahrbeschwerden

Für all jene Frauen in den Wechseljahren, die eine Hormontherapie konsequent ablehnen, und für alle, die synthetische Östrogengaben vom Arzt nicht vertragen, gibt es eine neue und doch zugleich uralte Behandlungsmethode. Sie basiert auf einer Heilpflanze mit dem Namen Traubensilberkerze, mit dem lateinischen Namen Cimicifuga racemosa. Sie war bereits bei den Indianern Nordamerikas bekannt.

Die Wirkstoffe der Heilpflanze, die bis zu zwei Meter hoch wächst, befinden sich in den getrockneten Wurzeln und im Wurzelstock. Die Traubensilberkerze wird in der Volksheilkunde seit Jahrhunderten als Mittel gegen Frauenleiden geschätzt. Nun ist sie von der Gynäkologie wiederentdeckt worden.

Ein jahrhunderte-altes Mittel wurde wiederentdeckt

Der Einsatz der Traubensilberkerze hat zu neuen Erkenntnissen in der Frauenmedizin geführt. Bisher wußte man: Wenn die Hormonproduktion bei der Frau in den Wechseljahren zurückgeht, so kommt es durch ein Defizit an Östrogen zu den typischen Beschwerden wie Hitzewallungen, Schweißausbrüchen und Schlafproblemen. Daher war man lange der Meinung, daß es nur mit einer Östrogenzufuhr möglich ist, die Beschwerden zu kurieren oder zu lindern.

Neueste Forschungen haben nun nachgewiesen, daß es zwischen dem Östrogendefizit und den Wechseljahrbeschwerden noch weitere Mechanismen gibt. In einem Teil des Gehirns – dem Hypothalamus – liegt das Temperaturzentrum des Menschen. Bei der Frau wird dieses Zentrum durch die körpereigenen Östrogene jahrzehntelang gebremst und kontrolliert. Wenn es nun im Klimakterium zu einem Östrogenmangel kommt, fällt diese Kontrolle weg. Das Temperaturzentrum wird hochaktiv. Dadurch entstehen die Hitzewallungen und die vielen anderen Beschwerden.

Wissenschaftler haben nun entdeckt, daß man diesen Teil des Gehirns durch Östrogene, aber auch durch Nervenbotenstoffe – speziell durch Dopamin – wieder zu einer normalen Funktion bringen kann.

Und diese Aufgabe erfüllt die Traubensilberkerze. Wenn der hochdosierte Extrakt aus dieser Heilpflanze, der auch als Jindaextrakt bezeichnet wird, in den Organismus der Frau gelangt, bindet er sich an vorhandene Nervenbotenstoffe – an Dopamin-Rezeptoren – und regt deren Produktion an. Dieser Vorgang führt zu einer Beruhigung des Temperaturzentrums im Gehirn. Die Folge: Hitzewallungen, Schweißausbrüche, Schlafprobleme und andere typische Wechseljahrstörungen werden gelindert oder verschwinden ganz.

Bei der Behandlung von Problemen im Klimakterium mit der Traubensilberkerze gibt es keine Nebenwirkungen. Risiken, wie sie bei einer Versorgung mit Östrogenen auftreten können, fallen weg.

Den hochdosierten Extrakt aus der Traubensilberkerze gibt es seit kurzer Zeit in Form von Tabletten in der Apotheke. Frauen mit Wechseljahrbeschwerden nehmen täglich eine Tablette. Das sind 45 Milligramm Heilpflanzenextrakt. Da es sich um eine Naturtherapie handelt, darf man nicht mit einem Blitzerfolg rechnen. Die Wirkung tritt erst nach 8 bis 14 Tagen ein.

Die Wahrheit über den Pu-Erh-Tee

Bis vor wenigen Jahren kannten hierzulande nur Fachleute den Pu-Erh-Tee. Dann kam die Modewelle aus den USA, und die Meldungen über diesen Tee fegten wie ein Orkan über uns hinweg. In ihnen wurde nicht nur Richtiges verbreitet, so daß sie dem Ansehen dieses interessanten Tees auch geschadet haben. Er sollte daher jetzt endlich den Stellenwert bekommen, den er verdient. Dazu zunächst ein paar Fakten.

Chinesen sprechen vom ›gesunden Tee‹

Innerhab der vieltausendjährigen Kultivierung, Verbesserung und Spezialisierung der Teepflanze entwickelte sich in der chinesischen Provinz Yuannan – einem Hochland, das höchste Teequalität produziert – die Spezialität Pu-Erh-Tee. Pu-Erh ist eine kleine Teehandelsstadt in Yunnan, in der Tee aber nicht angebaut wird.

Das Außergewöhnliche am Pu-Erh-Tee: Im Gegensatz zu Grünem Tee oder Schwarzem Tee tritt die Fermentation durch spezielle Lagerung ein, bei der es zu einer Veredlung durch den Ansatz von Schimmelpilzen kommt. Je länger der Pu-Erh-Tee gelagert wird, desto reifer, wertvoller und geschmacklich besser wird er. Das dauert oft viele Jahre. Der Pu-Erh-Tee wird wegen seines erdig-kraftvollen Geschmacks geschätzt, noch mehr aber wegen seiner Eigenschaften und Wirkungen, die ihm in China die Bezeichnung ›gesunder Tee‹ eingebracht haben.

Der Pu-Erh-Tee ist kein Wundertee. Aber er enthält bioaktive Substanzen, vor allem Polyphenole, die Herz und Kreislauf unterstützen, der frühzeitigen Arteriosklerose vorbeugen, stark gegen Infektionen machen und die Immunkraft stärken.

Der Pur-Erh-Tee ist kein Fettkiller, wie immer behauptet wurde. Chinesische Wissenschaftler sprechen allerdings von einem günstigen Einfluß auf den Stoffwechsel, was von europäischen Fachleuten noch untersucht und bestätigt werden muß.

Der Pu-Erh-Tee ist in riesigen, unüberblickbaren Mengen nach Europa gebracht worden. Es tauchten viele verunreinigte Lieferungen auf. Daher raten namhafte Tee-Experten, den Pu-Erh-Tee immer nur unter einem vertrauten Markennamen zu kaufen. Da wird nur streng kontrollierte Ware von langjährigen vertrauten Handelspartnern bezogen. Viele internationale Tee-Experten haben sich auf diesem Gebiet sehr engagiert. Weil man der Meinung ist, daß Pu-Erh-Tee von geprüfter Qualität eine sinnvolle Bereicherung des bestehenden Teeangebotes ist.

Neue Liebeskraft aus der Natur – Mit Homöopathie

Seitdem die Potenzpille Viagra auf dem Markt ist und viel diskutiert wird, wächst auch die Nachfrage nach natürlichen Möglichkeiten ohne Nebenwirkungen. Daß Bedarf gegeben ist, beweisen aktuelle Zahlen. Rund acht Millionen Männer – darunter sind auch junge – haben Potenzprobleme. Es fehlt ihnen von vornherein an der nötigen Liebeslust und an der Liebeskraft. Die deutsche Wissenschaftlerin und Ärztin für innere Medizin und Naturheilverfahren, Dr. Irmgard Niestroj, sieht vor allem eine Lösung: »Hier kann die Homöopathie beste Dienste leisten!«

Woraus holt die Homöopathie die natürliche Liebeskraft für den Mann? Im Mittelpunkt der Forschung steht eine Heilpflanze, die seit Jahrhunderten in der Naturheilkunde bekannt ist: Der Mönchspfeffer mit dem lateinischen Namen Vitex agnus castus. Man hat bereits im Mittelalter die Früchte des Strauches eingesetzt, aber erst vor kurzer Zeit haben Wissenschaftler sie analysiert. Man hat darin große Mengen von ätherischen Ölen, Flavonoide wie Casticin, die Glykoside Agnusid und Aucubin, den Bitterstoff Castin, Alkaloide, Orientin, Cineol, Pinen und Isovitexin nachgewiesen.

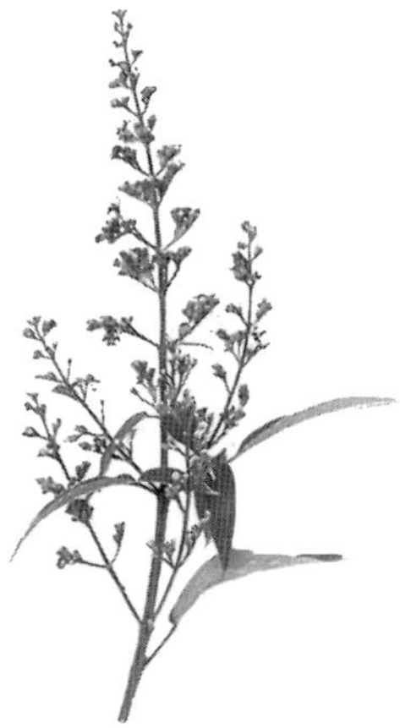

Mönchspfeffer regt die körpereigene Hormonproduktion an

Und man hat im Rahmen einer Studie nachgewiesen: Die Inhaltsstoffe von Vitex agnus castus zeigen eine hormonelle Wirkung. Das heißt, daß die körpereigenen Hormone aktiviert und verstärkt werden. Das trifft vor allem auf die Hormone Lutein und Prolaktin zu. Auch die Bildung des Hormons Progesteron wird angekurbelt.

Zugleich aber schafft der Mönchspfeffer seelische Ausgeglichenheit, baut Streß ab und schafft auch auf diese Weise ein ideales Umfeld für erfolgreichen Sex. Außerdem wird die Durchblutung im Unterleib erheblich verbessert, wobei zusätzlich eine deutliche Entkrampfung stattfindet.

Die Homöopathie gewinnt aus den Früchten des Mönchspfefferstrauches eine homöopathische Tinktur, einen Extrakt mit dem Namen Agnurell, der mittlerweile in der Apotheke erhältlich ist. Während nun normalerweise eine Tinktur der Homöopathie in einer Potenz – das heißt in einer bestimmten Verdünnung – verabreicht wird, setzt man in diesem Fall gegen Potenzprobleme einen ›Potenz-Akkord‹ ein. Man schafft eine Mischung aus der Verdünnung D 4, D 8 und D 12. Das ist genau die Mischung, die Erfolg bringt.

Dr. Irmgard Niestroj betont: »Der Mann, der unter Potenzschwäche leidet, der im Rahmen einer sexuellen Störungen von

Verstimmungszuständen und Streß geplagt wird, sollte den Arzt aufsuchen, damit er mit ihm das homöopathische Aufbauprogramm für die Liebe genau besprechen kann.«

Und so wird die Kur für die Liebeskraft durchgeführt: Zuerst erhält der Betroffene eine Injekton mit der homöopathischen Tinktur Agnurell aus dem Mönchspfeffer in bestimmte Akupunkturpunkte. Danach nimmt er regelmäßig ein- bis dreimal täglich drei homöopathische Tabletten mit dem Extrakt. Die Erfahrung zeigt: Innerhalb von vier bis sechs Wochen ist der Organismus des Mannes für normale, starke Liebeskraft wieder aufgebaut.

Abnehmen mit Flachs, Holz und Baumwolle

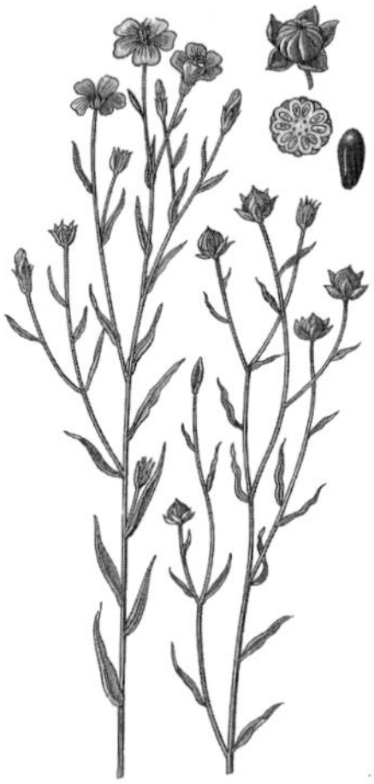

Flachs – eine Grundlage der CM 3-Methode

Viele von uns haben Übergewicht und wollen abnehmen. Die meisten aber wissen, daß einseitige, extreme, fanatische Diäten, obskure Abnehmpillen in den meisten Fällen keinen oder nur einen sehr geringen Erfolg bringen und zudem häufig eine enorme gesundheitliche Gefahr darstellen. Internationale Ernährungswissenschaftler, Ärzte und Biochemiker sind daher seit Jahren auf der Suche nach einem Programm, das Erfolg bringt und nicht mit Hungerqualen verbunden ist. Nun scheint die Lösung gefunden: mit der CM 3-Methode.

Die zündende Idee hatte der deutsche Mediziner Prof. Dr. Hans-Rainer Willmen. In den Magenwänden des Menschen sitzen Sättigungssensoren. Wenn genügend Nahrung im Magen ist, werden sie stimuliert und geben ans Gehirn die Meldung: »Ich bin satt!«

Prof. Dr. Willmen überlegte: Was kann man tun, um diese Sättigungssensoren auch ohne Nahrung zufriedenzustellen? So konzipierte er eine Sättigungskapsel, so klein wie eine ganz normale Arzneikapsel. In dieser Kapsel befindet sich ein Schwämmchen aus Cellulose. Und dieses Material wird aus drei hochwertigen pflanzlichen Stoffen hergestellt, aus Holz, Flachs und Baumwolle – drei Komponenten, die sich besonders für eine stabile, magenfreundliche Cellulose eignen.

Und so funktioniert die CM 3-Methode: Sobald jemand eine Kapsel geschluckt hat, quillt das Schwämmchen auf und bewegt sich im Magen hin und her. Dabei berührt es die Sättigungssensoren an den Magenwänden. Sie reagieren, als ob genügend Nahrung im Magen wäre. Der Betreffende hat noch nicht viel gegessen und fühlt sich satt.

Viele namhafte Ernährungswissenschaftler begrüßen diese Therapie. So meint Prof. Dr. Volker Pudel aus Göttingen: »Eine ausreichende Sättigung ist die wichtigste Voraussetzung während der Gewichtsabnahme. Nur so kann man durchhalten. Die Cellulosekapseln verstärken die Sättigung rechtzeitig und erleichtern die Ernährungsumstellung zu weniger Fett und mehr Kohlenydraten.«

Und der bekannte Ernährungswissenschaftler Prof. Dr. Walter Feldheim aus Kiel betont: »Es ist alles zu begrüßen, womit man ohne Nebenwirkungen Übergewicht reduzieren kann. Die CM 3-Methode ist besonders zu befürworten, da sie helfen kann, die Ernährung langfristig umzustellen.«

Die Umstellung des Lebensstils bringt dauerhaften Erfolg beim Abnehmen

Aus chemischer Sicht ist das Material aus Holz, Flachs und Baumwolle ein sogenanntes Biopolymer. Es ist magensäurestabil, bleibt lange im Magen – sechs bis acht Stunden – und verläßt den Körper über den Darm unverändert auf ganz natürlichem Weg.

Und so einfach wird die CM 3-Methode in der Praxis durchgeführt: Man nimmt über einen längeren Zeitraum 30 Minuten vor jeder Mahlzeit zwei bis drei Kapseln mit reichlich Flüssigkeit zu sich, am besten Wasser.

Es ist allerdings wichtig, daß der Betreffende parallel dazu seine Ernährung umstellt, einen neuen Lebensstil beginnt. Dazu haben Mediziner, Biologen, Psychologen, Ernährungsexperten und Sportwissenschaftler ein spezielles Ernährungsprogramm und ein Bewegungsprogramm ausgearbeitet. Entsprechende Broschüren mit einem 7-Tage-Ernährungsprogramm, einem 14-Tage-Ernährungsprogramm sowie mit einem Walkingprogramm gibt es in der Apotheke. Wer ein 4-Wochen-Programm zur CM 3-Methode haben möchte, muß sich an seinen Arzt wenden.

Im Rahmen von Studien verloren übergewichtige Probanden mit der neuen Methode innerhalb von neun Wochen durchschnittlich neun Kilogramm.

Der Okoubakabaum hilft bei Lebensmittelunverträglichkeit

Sicher haben Sie das selbst auch schon erlebt: Sie sitzen mit Freunden in einem fremden Land in einem Restaurant und essen mit großem Genuß eine ungewohnte, nicht alltägliche Speise. Plötzlich wird Ihnen übel, und sie fühlen sich viele Stunden lang geradezu todkrank. Sie sind das Opfer einer Lebensmittelunverträglichkeit. Menschen, die einen besonders sensiblen Verdauungstrakt haben, erleben das immer wieder.

Wer auch im Winter in die Sonne reisen möchte, muß in exotische Länder fliegen. Die Statistik der internationalen Reisemedizin besagt: Je weiter wir von zu Hause entfernt sind, desto größer wird die Gefahr, daß wir mit dem Essen im Urlaubsland Probleme haben. Als typische Symptome treten während der Mahlzeit oder unmittelbar danach Atembeschwerden, Hautausschlag, Kopfschmerzen und Durchfall auf.

Das ist keine Allergie, sondern eine Lebensmittelunverträglichkeit. Ausgelöst wird sie oft durch für uns ungewohnte Substanzen in den Speisen oder durch mangelnde Frische der einen oder anderen Zutat. Sehr oft treten die Symptome auf, wenn man in einem fremden Land Fisch gegessen hat, Pilze oder ganz spezielle Gewürze.

Bei Lebensmittelunverträglichkeit ist die Vorbeugung wichtig

Damit das nicht passiert, muß man schon vor der Abreise Magen und Darm stärken. Und da hat die Medizin in den letzten Jahren ein homöopathisches Mittel entdeckt, das aus der grünen Apotheke des Urwaldes kommt. Es handelt sich dabei um den Extrakt aus dem Holz und der Rinde des Okoubakabaumes. Er ist ein uralter Bestandteil der Volksmedizin aus Afrika. Er wächst nur an ganz bestimmten Stellen im Urwald Westafrikas und hat dort den Beinamen ›Schutz aus dem Urwald‹. Unter den Bewohnern der Region gilt das Pulver aus der Rinde des Baumes seit Jahrhunderten als geheimes Mittel, das angeblich jedes Gift sofort unschädlich macht.

Da es in vergangenen Zeiten bei einigen Indianerstämmen des Urwaldes üblich war, daß man sich gegenseitig vergiften wollte, wurde das Rindenpulver des Okoubakabaumes vorbeugend als Schutz vor Giftanschlägen eingenommen. Das hat Wissenschaftler bewogen, die Baumrinde und das Holz näher zu untersuchen. Und es hat sich herausgestellt, daß man sie gegen Magen- und Darmprobleme – ausgelöst durch fremde und giftige Stoffe – sehr erfolgreich einsetzen kann. Die Schutzwirkung für den Verdauungsbereich kommt vom Hauptwirkstoff Okoubarell aus dem Okoubarabaum, lateinisch Okoubaka ausbrevillei genannt.

Die Homöopathie gewinnt aus dem Holz und der Rinde des Urwaldbaumes den Extrakt und verarbeitet ihn in Tropfenform (in der Apotheke erhältlich). Man nimmt jede Stunde fünf bis zehn Tropfen, unverdünnt oder mit etwas Wasser. Die Flüssigkeit sollte einige Minuten im Mund belassen werden, ehe man sie schluckt. Für Kinder bis zu zwölf Jahren sind die Tropfen nicht geeignet.

Auch wenn man schlecht gegessen hat und bereits unter heftigen Beschwerden leidet, ist es sinnvoll, den Extrakt aus dem Okoubakabaum zu verwenden.

Ebenso wichtig kann es sein, die Tropfen nach einer Erkältung oder nach einer Behandlung mit Antibiotika einzunehmen, damit der geschwächte Darm abgeschirmt wird und enstandene Giftstoffe im Verdauungstrakt neutralisiert werden.

Die Teufelskralle – Wertvolle Hilfe in der Rheumatherapie

Hilfe bei Arthrose?

Speziell im Frühling, Herbst und Winter, wenn es viele nasse und kalte Tage gibt, leiden viele Menschen an rheumatischen Beschwerden. Ganz besonders wirken sich krasse Temperaturunterschiede auf jene Menschen aus, die an einer Arthrose leiden. Das ist eine rheumatische Gelenkserkrankung, die mit einem schleichenden Gelenkverschleiß einhergeht. In den meisten Fällen plagt die Arthrose all jene, die viele Jahre schwere körperliche Arbeit leisten mußten oder ihren Körper fehlbelastet haben. Das Leiden kann sehr schmerzhaft sein.

Wenn jemand mit rheumatischen Gelenkschmerzen zum Arzt kommt, wird er in vielen Fällen mit klassischen, hochwirksamen Antirheumatika behandelt. Sie lindern die Schmerzen und hemmen die Entzündungen. Doch sie haben sehr oft schwerwiegende Nebenwirkungen. Magen, Darm, Leber, Nervensystem, Knochenmark und Atemwege werden angegriffen. Aus diesem Grund bemühen sich erfahrene Ärzte, synthetische Mittel nur in schweren Fällen und zeitlich begrenzt einzusetzen.

Auf der Suche nach einem natürlichen Mittel gegen die rheumatische Erkrankung der Arthrose haben Wissenschaftler eine uralte Naturarznei wiederentdeckt. Es ist die Teufelskralle. Sie stammt aus den Savannen der Kalahari in Südafrika und in Namibia. Von hier aus wird sie ausschließlich aus wildwachsenden Beständen in alle Welt exportiert.

Bei der Teufelskralle handelt es sich um ein bis zu zwei Meter langes Bodengewächs mit trichterförmigen, rot-violetten Blüten. Die Fruchtkapseln haben krallenartige Widerhaken, die sich leicht im Fell von Wildtieren anheften.

Für die Medizin werden die sekundären Speicherwurzeln unter der Erde verwendet. Das sind knollenartige Auswüchse der Seitenwurzeln. Sie werden ausgegraben, in Scheiben geschnitten, zerkleinert und getrocknet. Die Teufelskrallenwurzel ist reich an Bitterstoffen und enthält außerdem heilende Pflanzenfarbstoffe, Sterole, Harpagid, Harpagosid, Procumbid und Iridoid-Glykosid.

In der Volksmedizin Südafrikas hat man die Teufelskralle für verschiedene Leiden eingesetzt, darunter auch gegen Verdauungsstörungen, Fieber und allgemeine Schmerzen. Erst in den 50er Jahren haben Wissenschaftler die Wirkung der Wurzel gegen rheumatische Beschwerden entdeckt. Ganz besonders bewährt hat sich die Natursubstanz in jüngster Zeit bei Rücken- und Gelenkschmerzen.

Die Teufelskralle macht die Gelenke beweglicher

Eine Reihe von Studien hat bewiesen: Die Teufelskralle wirkt antirheumatisch, fördert die Harnsäureausscheidung, entschlackt und entgiftet den Körper, wirkt entzündungshemmend, bekämpft den Rheumaachmerz, reguliert den Stoffwechsel, verbessert Leber- und Blutfettwerte, reinigt die Lymphdrüsen und Lymphbahnen. Die Gelenke werden wieder beweglicher.

Im Rahmen einer gezielten Rheumatherapie, die heute bereits von vielen Ärzten angewendet wird, bekommt der Patient, einem Kurverfahren ähnlich, über einen längeren Zeitraum dreimal täglich zwischen 400 und 800 Milligramm Teufelskrallenwurzeltrockenextrakt. Das sind jeweils ein bis zwei Kapseln (in der Apotheke erhältlich).

Patienten mit Magen- und Darmgeschwüren sowie mit Gallensteinproblemen dürfen die Teufelkskralle nicht anwenden.

Mit den Kräften der Ananas gesund in den Frühling

Sie kennen das sicher alle: Man hat den ganzen Winter über kaum Sport getrieben. Dafür legt man sich, wenn draußen die Temperaturen steigen, ins Zeug. Man geht Wandern, Radfahren, Laufen und übertreibt dabei oft. Oder man mutet sich bei der Gartenarbeit sowie beim Großreinemachen im Wochenendhaus zuviel zu. Die Folge sind Prellungen, Quetschungen, Verstauchungen, Zerrungen und Blutergüsse. Diese gesundheitlichen Probleme will man schnell wieder loswerden, damit man die schöne Jahreszeit genießen kann.

In diesem Fall haben sich die Kräfte der Ananas bestens bewährt. Im Strunk und in der Ananasfrucht selbst befinden sich große Mengen eines Enzyms mit dem Namen Bromelain. Dieses macht die

Ananas zu einem natürlichen Heilmittel. Im Grunde genommen ist das Enzym Bromelain ein Gemisch aus drei eiweißspaltenden Enzymen: Bromelain, Ananase und Extranase. Diese drei haben einen sehr positiven Einfluß auf die Eiweißverwertung des Menschen.

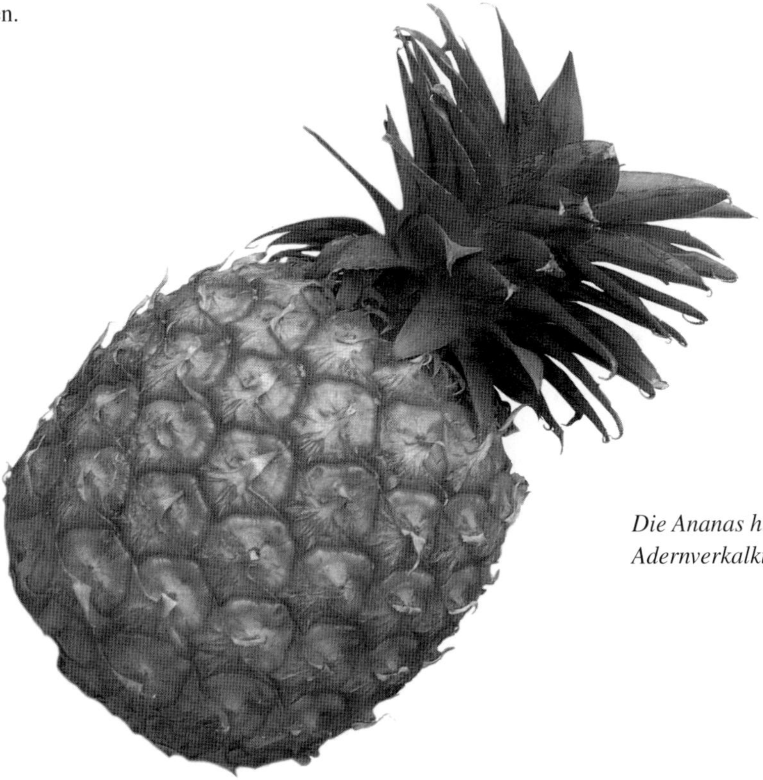

Die Ananas hilft bei Adernverkalkung

Darüber hinaus erweist sich das Bromelain als kleines Naturwunder mit weiteren Eigenschaften. Das Enzym hemmt die Blutgerinnung und verbessert damit die Durchblutung. Es senkt zu hohen Blutdruck und trägt zum Abbau von Ablagerungen an den Gefäßwänden bei. Das bedeutet: Die Kräfte der Ananas können die vorzeitige Adernverkalkung bremsen.

Eine weitere wesentliche Eigenschaft der Ananas ist. daß das Enzym Bromelain außerdem noch entzündungshemmend wirkt. Es entspannt die Muskeln und hemmt lokale Muskelkrämpfe.

Und das alles kann man allein mit dem regelmäßigen Verzehr einer Ananas für die Gesundheit tun:

– Die Bauchspeicheldrüse wird entlastet.
– Wasseransammlungen – auch Ödeme genannt – werden aufgelöst.
– Darmstörungen – vor allem Durchfall – können gebremst werden.
– Beschwerden nach einem Sonnenstich können schneller vergehen.
– Altersflecken können auf der Haut wieder vergehen oder sehr blaß werden.
– Ein Glas Ananassaft hilft gegen die Reisekrankheit.
– In der Karibik gilt der Saft der reifen Ananas für Frau und Mann als anregend für die Liebe.

Die Inhaltssoffe der Ananas wirken entzündungshemmend

Die moderne Medizin ist auf die Ananas aufmerksam geworden, weil ihre entzündungshemmende Wirkung so enorm ist. Daher gewinnt man das Enzym Bromelain aus der Frucht und aus dem Strunk und verarbeitet es zu Präparaten.
– Diese Bromelainpräparate werden in erster Linie zum raschen Abklingen von Prellungen, Quetschungen, Verstauchungen, Zerrungen und von Blutergüssen eingesetzt.
– Sie helfen aber auch gegen Entzündungen, die im Körper nach einer Operation oder nach einer Zahnbehandlung entstehen.
– Auch chronische Entzündungen der Atemwege können mit Erfolg bekämpft werden.
– Die langwierigen Entzündungen der Nebenhöhlen kann man damit rasch wieder in den Griff bekommen.
– Viele Ärzte empfehlen Patientinnen mit Thrombosen, Venenentzündungen sowie mit Unterschenkelgeschwüren Enzympräparate aus der Ananas, weil durch die verbesserte Durchblutung das Gewebe besser mit gesundheitsfördernden Substanzen beliefert wird und weil Giftstoffe schneller abtransportiert werden.

Bromelainpräparate gibt es in Tablettenform in der Apotheke. Man nimmt zweimal täglich eine Tablette mit viel Flüssigkeit, jeweils 30 Minuten vor den Mahlzeiten.

DMAE – Die Geheimformel für Jugend und Schönheit

Geht es Ihnen auch so? Man begegnet einem sehr alten Menschen und stellt fest, wie fit und vital er ist. Warum dürfen das nicht alle Menschen erleben? Was ist schuld daran, daß viele schon sehr früh gebrechlich und krank werden?

So können wir auch im Alter fit und vital bleiben

Körper und Geist sind ab dem 40. Lebensjahr besonders stark Verschleißerscheinungen ausgesetzt, durch Umweltschadstoffe, Alkohol, Streß, Nikotin. Keine Frage: Unser Organismus hat einige Schutzfunktionen bereit, um diese Gefahren zu entschärfen. Dazu gehören Vitamine, Mineralstoffe, Spurenelemente, Enzyme und verschiedene andere Substanzen. Das Problem liegt darin, daß mit zunehmendem Alter der Körper aus der Nahrung nicht mehr soviel von all diesen Stoffen aufnehmen, verarbeiten, produzieren und einsetzen kann.

Auf der Suche nach einem Rezept für geistige und körperliche Vitaltät ist der Schweizer Wissenschaftler Dr. Peter Geistlich auf eine Energiesubstanz im Organismus des Menschen gestoßen, die eine Schlüsselstellung fürs Jungbleiben innehat. Es ist die Geheimformel für Fitness, Jugend und Schönheit. Sie lautet DMAE.

- Im Laufe der Zeit sammeln sich in unseren Zellen und zwischen den Zellen Stoffwechselschlacken an. DMAE spielt hier Müllabfuhr und transportiert die Substanzen ab.
- DMAE kann auch bereits angegriffene Zellen reparieren.
- Gemeinsam mit seinen Teamgefährten, den Vitaminen A, C und E kann das DMAE aggressive Umweltschadstoffe – sogenannte freie Radikale – neutralisieren und entschärfen.
- Starke Sonnenbestrahlung, Nikotin und ungesunde Ernährung lassen die Haut schneller altern. DMAE kann diesen Prozeß bremsen und kann verhindern, daß die Hautzellen zu schnell zerstört werden. Neue Falten werden verhindert.
- Medikamente, Alkohol und Lebensmittelzusätze machen unserer Leber schwer zu schaffen. Sie bekommt Streß. Leberzellen sterben ab, können allerdings auch wieder gebildet werden. Mit Hilfe von DMAE geht das viel schneller.
- Demjenigen, der sich das Rauchen abgewöhnt, hilft das DMAE, daß die Atemwege schneller wieder sauber und gesund werden. Und wer das Rauchen nicht aufgibt, kann mit dem DMAE die Belastungen durch die Tabakschadstoffe senken.
- DMAE ist eine wichtige Vorstufe für jene Botenstoffe, die im Gehirn für bessere Konzentration, für geistige Fitness sorgen. Daher hält DMAE unser Gehirn jung.

Dr. Peter Geistlich hat bei seinen Studien herausgefunden: Zur optimalen Energiekraft wird das DMAE, wenn es mit bestimmten

Vitaminen, Mineralstoffen, Spurenelementen sowie mit Orotsäure kombiniert arbeiten kann. Die Überlegung des Forschers war nun, das DMAE mit all diesen Vitalstoffen zusammenzuführen, um so einen wertvollen Beitrag zum Jung- und Gesundbleiben leisten zu können. So ist die Wirkstoffkombination Vita Gerin Geistlich, benannt nach seinem Entdecker, entwickelt worden.

Erfolge bereits nach 100 Tagen

Die Vitaltherapie des Dr. Peter Geistlich ist ganz einfach: Man nimmt 100 Tage lang jeden Tag eine Kapsel (Apotheke) mit DMAE und den anderen Vita Gerin-Substanzen Orotsäure fürs Jungbleiben, Magnesium für Herz und Kreislauf, Calcium für die Knochen, Vitamin PP für die Gefäße, Pantothensäure für den Stoffwechsel, Phosphor, Eisen, Kupfer, Mangan, Rutin zur Festingung des Bindegewebes, Adenosin für die Herzdurchblutung, Cholinhydrogentratrat zum Schutz der Leber gegen Verfettung und mit Inosit zur Stimmungsverbesserung.

Diese biogene Wirkstoffkombination des Dr. Geistlich, in deren Mittelpunkt die Formel DMAE steht, hat viele Wissenschaftler neugierig gemacht. Fünf Langzeitstudien haben unabhängig voneinander die verblüffende Wirkung der Vitalstoffkombination nachgewiesen.

Pflanzliches Vitamin E kann Gelenkbeschwerden stoppen

Bevor der Sommer beginnt, werden wir in unseren Regionen häufig mit kühlen und vor allem mit nassen Tagen konfrontiert. Das wirkt sich sehr oft auf unsere Gelenke aus. Menschen, die jetzt wieder verstärkt Freizeitsport treiben, spüren es ebenso wie all jene, die zu rheumatischen Beschwerden neigen. Eine Umfrage hat erst kürzlich ergeben: Fast jeder zweite Deutsche wird von Gelenkbeschwerden geplagt, in den Schultern, im Ellenbogen, am Handgelenk, in den Hüften, im Knie und am Knöchel. Sehr häufig stecken dahinter Abnutzungserscheinungen, die mit entzündlichen Prozessen einhergehen. Die Folgen sind eine starke Bewegungseinschränkung und peinigende Schmerzen.

Wie kommt es nun zu den Abnutzungserscheinungen und den damit verbundenen entzündlichen Vorgängen im Körper? Umweltschadstoffe, bodennahes Ozon, ultraviolette Strahlen der Sonne, Nikotin, aber auch körpereigene Stoffwechselschlacken sind schuld daran, daß zahllose aggresssive Substanzen – sogenannte freie Radikale – die Körperzellen angreifen. Ist das Abwehrsystem stark genug, sind die Zellen dagegen geschützt. Ist das Immunsystem aber geschwächt, werden sehr oft die Zellen der Gelenkknorpel geschädigt. Die Gelenke entzünden sich und beginnen zu schmerzen. Die Abwehr kann in diesem Fall nur dann funktionieren, wenn der Körper mit sogenannte Antioxidantien versorgt wird. Und dazu zählt an erster Stelle das Vitamin E.

Speziell im Frühling – nach dem langen Winter – haben viele von uns zu wenig Vitamin E im Körper, weil es nicht kälteresistent ist und ein Großteil der körpereigenen Vorräte aufgebraucht worden ist. Daraus resultiert die verstärkte Anfälligkeit gegenüber Gelenkbeschwerden.

Jahrzehntelang war es üblich, bei Auftreten solcher Beschwerden Rheumamittel einzunehmen, die in vielen Fällen Magen, Nieren und Leber belasten. Wissenschaftliche Studien an mehreren renommierten Universitäten in den USA haben in jüngster Zeit bewiesen: Wenn man die Vorräte an Vitamin E auffüllt, kann man damit nebenwirkungsfrei die Gelenkschmerzen in den Griff bekommen. Es muß aber pflanzliches Vitamin E sein, das man zuführt. Es wird aus Weizenkeimen, Sonnenblumenkernen und Sojakeimen gewonnen.

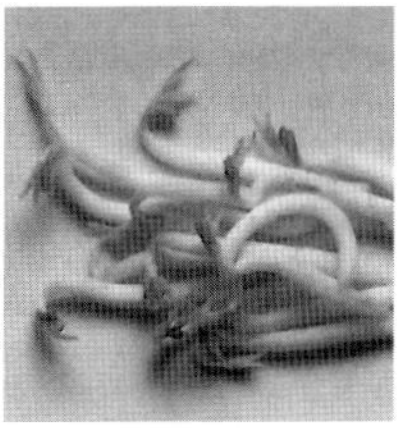

Sojakeime und …

Pflanzliches Vitamin E zählt zu den wichtigsten und wertvollsten Antioxidantien, die die Natur zu bieten hat. Damit wird das Vitamin E zu einem optimalen Radikalfänger und zu einem guten Zellschutz gegen die Angriffe der freien Radikalen. Vitamin E garantiert, daß die freien Radikalen unter Kontrolle gehalten werden, damit sie nicht ungehindert in die Muskel- und Gekenkzellen eindringen und Entzündungen auslösen können.

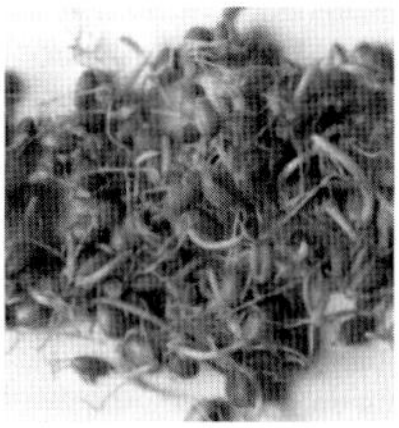

… Weizenkeime enthalten viel Vitamin E

Die amerikanischen Studien haben ergeben: Der beste Schutz der Gelenke – sowohl zur Vorbeugung und zur Behandlung von Entzündungen und Schmerzen – ist eine Fortissimumtherapie mit pflanzlichem Vitamin E über einen längeren Zeitraum. Man nimmt täglich eine Kapsel Vitamin E mit 500 internationalen Einheiten (in der Apotheke erhältlich) mit reichlich Flüssigkeit. Bei starken Schmerzen empfiehlt die deutsche Optovit-Forschung, in den ersten Tagen der Behandlung dreimal täglich eine Kapsel zu nehmen. Bei einer Besserung der Schmerzen kann man die Einnahme wieder auf eine Kapsel täglich reduzieren. Mit dieser Dosierung kann man auch eine weitere Schädigung der Gelenkknorpel verhindern.

In der Praxis vieler Ärzte hat sich auch erwiesen, daß die Zufuhr von pflanzlichem Vitamin E auch Hexenschuß im ersten Stadium stoppen und rasch abklingen lassen kann.

Homöopathie hilft gegen die Pollenallergie

Mit der Blütezeit der Erle und der Haselnuß nach dem Winter beginnt alle Jahre wieder eine qualvolle Zeit für zwölf Millionen Pollenallergiker. Danach haben sie unter Birkenpollen, Eichenpollen, Hainbuche, Pappel und Weide zu leiden. Die typischen Symptome des sogenannten Heuschnupfens sind Juckreiz in der Nase, tränende und brennende Augen, Müdigkeit, ein ständiges Gefühl der Schwäche, eventuell auch Hustenanfälle. Die üblichen Medikamente wie Antihistaminika, aber auch die aufwendige spezifische Hyposensibilisierung bringen häufig nicht den erhofften Erfolg.

Nun hat eine neue Studie bewiesen: Mit einer besonderen homöopathischen Therapie kann man dem Pollenallergiker gezielt helfen. Es handelt sich dabei um eine unspezifische Desensibilisierung. Diese homöopathische Therapie hat keinerlei Nebenwirkungen.

Die Vorteile der Behandlung:
- Das überempfindliche Immunsystem des Allergikers wird durch gezielte Reize unempfindlicher gemacht. Dadurch wird im Organismus eine größere Toleranz erreicht. Die Folge: Die Symptome der Allergie werden schwächer, seltener oder treten überhaupt nicht mehr auf.
- Die eingesetzten Naturkräfte wirken nicht nur gegen ein einzelnes Allergen, sondern gegen viele Substanzen, die eine Pollenallergie auslösen können. Deshalb spart man bei dieser Therapie die aufwendige Ermittlung, welche Pollenart die Allergie verursacht.

Die Naturkräfte wirken bei zahlreichen Allergien

Bei der dreijährigen Studie von Dr. Markus Wiesenauer, Facharzt für Allgemeinmedizin und Lehrbeauftragter an der Universität Göttingen, hatten 91 Prozent der Patienten mit dieser homöopathischen Therapie Erfolg.

Und das sind die Natursubstanzen, die zur unspezifischen Desensibilisierung herangezogen werden: Herzsame, Zaunrebe, Ameisensäure und Sekrete der Honigbiene. Wenn nun die Extrakte dieser Naturprodukte in flüssiger Form und in Kombination eingesetzt werden, spricht man von einer Desarell-Therapie. Die Extrakte sind in der Apotheke erhältlich.

Die Behandlung beginnt meist vor der Pollensaison, wenn das Immunsystem noch nicht belastet ist. Anfangs verabreicht der Arzt

Injektionen mit der homöopathischen Wirkstoffkombination. Danach wird sie vom Patienten zuhause in Tropfenform eingenommen, dreimal täglich fünf bis zehn Tropfen. Besonders interessant aber ist die Tatsache, daß die Therapie helfen kann, selbst wenn die Pollen-Saison bereits begonnen hat.

Zusätzlich aber gibt es eine Reihe von Maßnahmen, die der Pollenallergiker jetzt beachten muß:

Allergien sind nicht harmlos

- Nicht bei geöffnetem Fenster schlafen. Und wenn, dann muß um 4 Uhr morgens das Fenster geschlossen werden, weil da der Pollenflug beginnt.
- Nicht ins Grüne gehen.
- Bei Fahrten durch die Natur die Autofenster geschlossen halten. Nicht die Lüftung im Wagen einschalten, oder einen Pollenfilter einbauen lassen.
- Keine Blumen ins Schlafzimmer stellen.
- Wenn Sie unterwegs waren, daheim die Haare waschen. Es haben sich viele Pollen darin verfangen.
- Nicht den Rasen mähen, keine anstrengenden Arbeiten im Freien durchführen.
- In der Wohnung einen Luftreiniger mit speziellen Filtern laufen lassen.
- Urlaub in pollenfreien Gebieten machen: im Hochgebirge, am Mittelmeer oder auf einer Nordseeinsel.

Eines muß der Pollenallergiker wissen: Sein Leiden ist nicht harmlos und muß behandelt werden. Zuerst spielt sich das allergische Geschehen im Bereich der Augen, der Nase und der oberen Luftwege ab. Später greift es auf die Bronchien über und belastet die Lunge. Daraus kann es durch den Luftmangel zum Versagen des rechten Herzmuskelns kommen. Um so dringlicher ist die rechtzeitige Behandlung der allergischen Beschwerden.

Ginseng liefert Energie und stärkt die Immunkraft

Wer heutzutage mitten im Leben steht und beruflich erfolgreich sein will, braucht jeden Tag neue geistige und körperliche Energie. Doch das allein genügt nicht. Er muß auch starke Abwehrkräfte haben, um trotz Streß gegen Krankheitserreger stark zu sein. Die traditonelle asiatische Medizin hat da eine wertvolle Hilfe bereit: die Ginseng-Wurzel, eine der ältesten Heilpflanzen der Welt. Noch vor einigen Jahren wurde bei uns die Ginseng-Wurzel augenzwinkernd in erster Linie als Potenzmittel für den Mann weiterempfohlen. Wissenschaftliche Erkenntnisse haben diese Einstellung geändert. Denn man weiß heute: Ginseng ist für die Frau und den Mann gleichermaßen eine wertvolle Energiequelle und ein sehr wichtiger Impuls für die Immunkraft.

Seit 5000 Jahren ist Ginseng als Heilpflanze bekannt

Die Ginseng-Wurzel war bereits vor über 5000 Jahren im Osten eine anerkannte Heilpflanze. Sie wurde mit Gold aufgewogen und war nur Herrschern vorbehalten. In Europa entdeckte man die heilsame Wirkung von Ginseng im 17. Jahrhundert. Aber erst um das Jahr 1920 begann man, die Wirkung zu untersuchen. In alter Zeit hat man die Wurzel an Waldesrändern gesucht und geerntet. Heute gibt es fast nur noch kultivierten Ginseng.

Doch Ginseng ist nicht gleich Ginseng. Die hochwertigste Wurzel kommt aus Südkorea und wird dort vom Staat vom Anbau bis zur Ernte und Verbreitung streng kontrolliert. Es gibt roten und weißen Ginseng auf dem Gesundheitsmarkt. Beide Arten stammen von der gleichen Wurzel, werden bloß unterschiedlich verarbeitet. Weißer Ginseng wird mit Schwefeldioxyd gebleicht und dann getrocknet, Roter Ginseng hingegen ungeschält und schonend mit heißem Wasserdampf behandelt. Dadurch behält die Wurzel ihre natürliche Farbe. Die Hauptwirkstoffe im Ginseng sind die Ginsenoside. Man kennt heute 29 verschiedene Ginsenoside, die gemeinsam in einer faszinierenden Harmonie gesundheitliche Effekte auslösen.

Und so wird Roter Ginseng für die Naturmedizin gewonnen: Es dürfen nur Wurzeln verwendet werden, die sechs Jahre alt sind. Da sind die Wirkstoffe am intensivsten. Die Wurzeln werden gereinigt und an der Sonne getrocknet. Nur Wurzeln, die keine Bakterien, Umweltschadstoffe und Pilze enthalten, werden zerkleinert und zu einem Extrakt verarbeitet. Man spricht dann in diesem Fall vom Roten Scara Ginseng. Das ist eine ganz besondere Qualitätsbezeichnung für eine Ginsengnaturarznei. Es gibt den Extrakt in Kapseln in der Apotheke.

Und diese Möglichkeiten bietet der Rote Scara Ginseng für Frau und Mann:

- Der Ginsengextrakt steigert die Konzentration um 18 Prozent. Aber auch die Reaktionsfähigkeit im täglichen Leben wird verbessert.

- Ginseng liefert starke Energie. So kann man zum Beispiel bleierne Müdigkeit an tristen Wintertagen wunderbar in den Griff bekommen. Man wird leistungsfähiger.
- Roter Scara Ginseng macht vielbeschäftigte Menschen streßfest.
- Nach einer Krankheit oder einer Operation kann sich der Organismus rasch wieder erholen.
- Der Organismus kann mit Ginseng seine Immunkraft aufbauen, so daß die Abwehrzellen leichter mit Erkältungsviren fertig werden. Der Rote Scara Ginseng aktiviert damit die Selbstheilungskräfte des Organismus. Das ist vor allem für Senioren wichtig, da mit zunehmendem Alter die Infektanfälligkeit steigt.
- Ginseng hatte immer den Ruf, für den Mann potenzfördernd zu sein. Lange Zeit gab es dafür aber keine wissenschaftliche Begründung. Jüngste Labortests in Schweden haben ergeben: Die Ginsengwirkstoffe des Roten Scara Ginseng greifen positiv in den Stoffwechsel des männlichen Organismus ein. Diese Substanz ist positiv am Aufbau der Liebeskraft beteiligt.
- Studien haben bewiesen: Frauen in den Wechseljahren haben mit der Einnahme von Rotem Ginseng weitaus weniger Beschwerden.

Zum Aufbau neuer Energien sowie zum Stärken der natürlichen Abwehrkräfte nimmt man etwa sechs Wochen lang zwei bis drei Kapseln pro Tag. Die erste Wirkung zeigt sich allerdings erst nach sieben Tagen und wird danach immer deutlicher spürbar.

Pfefferminzeöl hilft gegen Kopfschmerz

Kopfschmerz ist die Volkskrankheit Nr. 1

Kopfschmerzen sind das am meisten verbreitete Alltagsleiden in Deutschland. Der Kopfschmerz ist die Volkskrankheit Nr. 1. Dazu gehört in erster Linie der chronische Spannungskopfschmerz, von dem fast 30 Millionen Menschen betroffen sind. Es gibt viel zu wenig spezialisierte Gesundheitseinrichtungen zur Behandlung dieses Leidens. Es ist daher kein Wunder, daß viele Betroffene zur Selbsthilfe greifen.

Die Selbstmedikation ist meist das Schlucken einer Tablette. Alljährlich werden in Deutschlands Apotheken Schmerzmittel im Wert von 1,1 Milliarden Mark gekauft, von denen 50 Prozent und mehr gegen Kopfschmerzen eingesetzt werden. Alarmierend dabei ist, daß Kopfschmerzerkrankungen häufig bereits im Kindes- und

Jugendalter vorhanden sind. Nach neuesten nationalen und internationalen Untersuchungen gehören Kopfschmerzen heute bereits zu den Hauptgesundheitsproblemen von Schulkindern. Bei einer jüngsten repräsentativen Befragung haben – je nach Schultyp – 20 bis 40 Prozent der Schüler als hartnäckiges Gesundheitsproblem Kopfschmerzen angegeben.

Das Erschreckende dabei: Die meisten werden im Kampf gegen ihre quälenden Kopfschmerzen von Eltern und Großeltern mit Schmerztabletten versorgt. Und damit können nach Ansicht namhafter Experten Kopfschmerzen der erste Ansatzpunkt für ein späteres Suchtgiftverhalten sein.

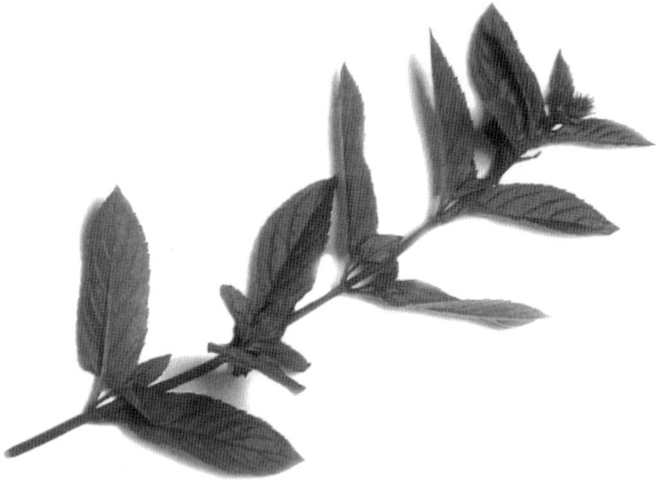

Pfefferminze – genauso effektiv wie ein starkes Schmerzmittel

Dieser Tatsache hat nun Prof. Dr. Hartmut Göbel, ärztlicher Direktor der Schmerzklinik Kiel, in Zusammenarbeit mit der Christian-Albrechts-Universität Kiel, den Kampf angesagt. Er hat bei der Langzeitbehandlung von Spannungskopfschmerz mit Muskelrelaxation nach Jacobsen, mit Biofeedback, autogenem Training und mit der Musiktherapie große Erfolge zu verzeichnen. Als Sofortbehandlung gegen Kopfschmerzen und Migräne bei Kindern sieht er die größte Chance im Einsatz der Heilpflanze Pfefferminze.

Schon Plinius der Ältere riet in der Antike, bei Kopfschmerzen frische Pfefferminzblätter auf Stirn und Schläfen aufzulegen. Da es bislang aber über die Wirkung der Pfefferminze gegen Kopfschmerzen keine wissenschaftliche Untersuchung gab, ging Prof. Göbel im Rahmen eines Forschungsprojektes an die Arbeit, das vom Bundesminsterium für Bildung, Wissenschaft, Forschung und Technologie gefördert wurde.

Bei dieser Euminzstudie stellte sich heraus: Zehnprozentiges, reines Pfefferminzeöl in alkoholischer Lösung hat, äußerlich aufgetragen, eine optimale Wirkung gegen Kopfschmerzen, und das ohne Nebenwirkungen. Es gibt keine Gefahr für Sucht und Abhängigkeit.

Und so einfach ist es für Kinder, die unter Kopfschmerz leiden: Man nimmt einfach ein Fläschchen zehnprozentiges Pfefferminzöl aus der Apotheke, das unter dem Schraubverschluß mit einem Schwämmchen versehen ist. Das Öl wird direkt über das Schwämmchen auf die schmerzenden Stellen, auf Stirn, Schläfen oder Nacken, in die Haut einmassiert.

Die ätherischen Öle der Pfefferminze lösen auf der Haut ein Kältegefühl aus. Botenstoffe, die den Schmerz verursachen, werden gehemmt. Die Muskulatur im Stirn- und Nackenbereich wird entspannt, die Kopfhaut besser durchblutet.

Pädagogen, Ärzte und Phytoforscher sind sich einig: Mit dem Einsatz der Pfefferminze gegen Kopfschmerzen kann vielen Kindern geholfen und zugleich einem Tablettenmißbrauch in den Schulen vorgebeugt werden. Und die Kieler Euminzstudie hat ergeben, daß das Pfefferminzöl genauso effektiv wie ein starkes Kopfschmerzmittel wirkt.

Die Kraft des Magnetismus hilft bei Muskel- und Gelenkschmerzen

Jeder dritte Patient leidet unter Muskel- und Gelenkschmerzen

In Deutschland werden jährlich rund 33 Milliarden DM zur Behandlung von Verspannungen und Rückenschmerzen aufgebracht. Jeder dritte Patient, der zum Arzt kommt, hat Probleme mit seinem Bewegungsapparat, leidet an Muskel- und Gelenkschmerzen im Rücken und im Halsbereich. Viele Betroffene greifen zu starken Schmerzmitteln mit erheblichen Nebenwirkungen. Die Tabletten machen vielfach müde und schläfrig, zum Teil sogar abhängig – ganz abgesehen von den Substanzen, die den Organismus belasten.

Man hat schon immer versucht, mit Magnetismus Schmerzen zu bekämpfen. Die Methode wurde vielfach nicht anerkannt, oft sogar belächelt. Nun aber kommt die medizinische Sensation aus den USA: Die PM 1-Therapie mit der Kraft des Magnetismus. Ihre Wirksamkeit ist mit zahllosen wissenschaftlichen Studien belegt.

Der Magnetismus ist eine uralte Energie, von der jedes Lebewesen beeinflußt wird. Unsere Erde ist von einem magnetischen Kraftfeld umgeben. Zugvögeln dient das Magnetfeld als Orientierung auf ihren Flügen. Aber auch modernste Diagnosemethoden wie etwa die Kernspintomographie beruhen ebenfalls auf dem Prinzip des Magnetismus.

Und so kann man mit der PM 1-Therapie durch magnetische Kraft Schmerzen bekämpfen:

- Der Schmerz ist ein natürliches Warnsignal des Körpers.Wird eine Nervenzelle einem Reiz ausgesetzt, sei es durch Hitze oder durch einen Stoß, gibt sie diese Information in Form eines elektrischen Signals an ihre Nachbarzelle weiter. Man spricht von einer Schmerzweiterleitung.Wenn das Signal das Gehirn erreicht, dann spüren wir den Schmerz.
- Ein medizinischer Magnet ist in der Lage, in den Prozeß der Schmerzweiterleitung einzugreifen. Das elektrische Signal wird unterbrochen, kann dadurch das Gehirn nicht erreichen: Der Schmerz wird ausgeschaltet.
- Mit einem solchen Schmerzmagneten kann man im Rahmen der amerikanischen PM 1-Therapie Wirbelsäulenschmerzen, Nackenschmerzen, Arthrosen, ein Schulter-Arm-Syndrom, Hexenschuß und Ischias, aber auch Schmerzen in den Handgelenken erfolgreich bekämpfen. Und zwar mit Naturkraft ohne Nebenwirkungen, Magen, Nieren und Leber werden nicht durch Medikamente belastet. Man kann mit dem Schmerzpflaster Auto fahren und normal arbeiten.

Und so wird die PM 1-Therapie gegen Schmerzen durchgeführt: Den Schmerzmagneten, den man dazu braucht, gibt es als anerkanntes Arzneimittel in der Apotheke. Man legt ihn auf die schmerzende Stelle auf. Da er aus mehreren Magnetgliedern besteht, paßt er sich fexibel jeder Körperstelle optimal an. Mit einem speziellen Fixierpflaster läßt sich der Magnet einfach befestigen: egal ob an der Kniescheibe, im Nacken, neben der Wirbelsäule, im unteren Rückenbereich, an einem Handgelenk oder am Ellenbogen.

Kleine Magneten – große Wirkung

Für die PM 1-Therapie mit einem Schmerzmagneten liegen mehrere wissenschaftliche Studien vor, vom Orthopädisch-Neurologischen Rehabilitationszentrum Schaufling, von der Barry Universität in Miami, Florida, und von Prof. Dr. Carlos Vallbona vom Baylor College of Medicine in Huston, USA. Auch an der Universität Köln befaßt man sich derzeit intensiv mit dem Schmerzmagneten. Alle Studien haben ergeben: Schon nach ein bis drei Stunden tritt durch das Tragen des Schmerzmagneten eine deutliche Linderung der Schmerzen ein. Mit einer beiliegeden Sensorfolie kann jeder die Magnetwirkung sichtbar machen.

Die angesehene New York Times berichtete: »Kleine Magneten mit großer Wirkung. Die PM 1-Therapie überrascht sogar Skeptiker!«

Mit natürlichen Mitteln gegen Cholesterin und Homocystein

Der Genuß von Olivenöl beugt hohen Cholesterinwerten vor

Wir alle wünschen uns, möglichst lange geistig und körperlich fit zu bleiben. Doch wir haben mit zunehmendem Alter ein Gesundheitsproblem: die Adernverkalkung. Sie läßt uns früher altern und leitet viele Krankheiten ein, vom Bluthochdruck bis zu schweren Herz- und Kreislauferkrankungen wie Herzinfarkt und Schlaganfall.

Die Adernverkalkung ist wiederum die Folge von krankhaften Vorgängen in unserem Organismus, die durch zwei Substanzen ausgelöst werden: durch zu hohe Cholesterin- und zu hohe Homocysteinwerte. Wer darunter leidet, braucht aber keine Angst zu haben, daß er nun Medikamente einnehmen muß. Die moderne Medizin versucht zuerst immer, mit natürlichen Maßnahmen vorzugehen.

Cholesterin ist lebenswichtig. Ohne Cholestein könnten unser gesamtes Zellsystem, das Nervensystem und die Immunkraft nicht funktionieren, könnten keine Hormone produziert werden. Zum

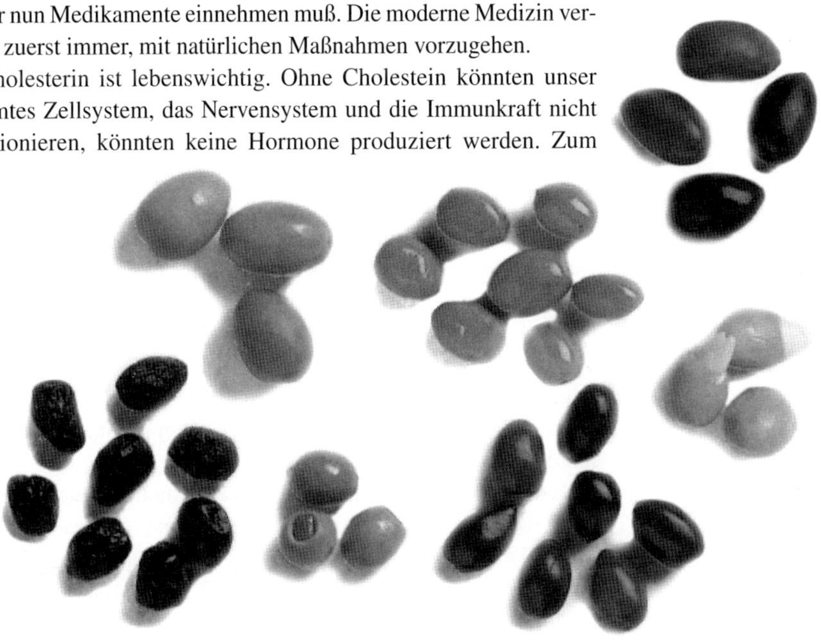

Problem wird Cholesterin, wenn zuviel im Blut ist, weil sich dann das schädliche LDL-Cholesterin an den Gefäßwänden ablagert.

Gegen erhöhte Cholesterinwerte, aber auch zur Vorbeugung zu hoher Werte gelten folgende Lebensregeln: Ersetzen Sie tierische Fette durch Olivenöl oder Rapsöl. Verzichten Sie auf Wurst, Speck und Räucherfleisch. Essen Sie reichlich Obst und Gemüse. Treiben Sie täglich mindestens 30 Minuten Freizeitsport. Geben Sie das Rauchen auf. Meiden Sie zuviel Alkohol und Streß.

Lecithin – die ›Kanalbrigade‹ unserer Gefäße

Zahlreiche Studien der letzten Jahre haben ergeben: Eine Natursubstanz kann beim Senken von zu hohen Cholesterinwerten wertvolle Hilfe leisten. Und das ist Naturlecithin aus der Sojabohne. Binnen vier Wochen konnte in vielen Fällen das Cholesterin um bis zu 23 Prozent gesenkt werden. Lecithin ist die ›Kanalbrigade‹ für unsere Gefäße. Es sorgt dafür, daß das Cholesterin sich nicht ablagert.

Der zweite Feind der Adernverkalkung ist das Homocystein, eine schwefelhaltige aggressive Aminosäure, die als Nebenprodukt der Eiweißverwertung entsteht. Wenn sich jemand gesund und ausgewogen ernährt, wird sie rasch wieder abgebaut. Wenn jemand zuviel Eiweiß zu sich nimmt, bleibt ein hoher Homocysteinspiegel zurück. Das Homocystein greift die Gefäßwände an, entzündet sie und macht sie rauh. Und genau an diesen Stellen setzt das Cholesterin dann seine Ablagerungen ab.

Auch gegen zu hohes Homocystein kann man natürliche Maßnahmen ergreifen. Der Arzt wird dem betreffenden Patienten einige Wochen die Vitamine Folsäure, B 6, B 12 und Naturlecithin aus der Sojabohne verabreichen. Die Vitamine und das Lecithin beschleunigen den Abbau des Homocysteins.

Prof. Dr. Steven Zeisel, Leiter des Institutes für Ernährungswissenschaften an der Universität von North Carolina in Chapel Hill, USA, hat in vielen Studien nachgewiesen: Naturlecithin aus der Sojabohne ist eine wirksame und wertvolle Waffe gegen zu hohes Cholesterin und Homocystein. Und Wissenschaftler der Amerikanischen Gesellschaft für experimentelle Biologie in Bethesda, Maryland, kommen zu dem Schluß: Wer Lecithin nimmt, hat um zehn Jahre jüngere und elastischere Gefäße.

Und so bekämpft man nun konkret zu hohe Cholesterin- und Homocystein-Werte: Man nimmt einige Monate dreimal täglich ein Eßlöffel flüssiges Naturlecithin oder dreimal täglich zwei Eßlöffel Lecitin-Granulat oder dreimal täglich ein Lecithin-Kompakt-Faszikel (alles in der Apotheke).

Eine Pille gegen Hörprobleme

Wer schlecht hört, leidet an keiner Krankheit. Aber die Lebensqualität ist sehr eingeschränkt: Man hört das Ticken der Uhr nicht mehr oder man überhört die Türglocke oder das Telefon. Mitunter kann man bei Gesprächen der Unterhaltung der anderen nicht so recht folgen. Und im Straßenverkehr bemerkt man oft erst im letzten Augenblick ein herannahendes Auto.

Das sind keine Einzelfälle. 15 Millionen Deutsche leiden an Hörproblemen, jeder Dritte ab 40, jeder Zweite ab 70. In 90 Prozent der Fälle ist die Ursache bei älteren Menschen eine Störung der Durchblutung im Innenohr. Das Gehör unterliegt einer natürlichen Abnutzung, weil die Blutgefäße des Innenohres schlecht versorgt werden. Streß und Lärm können diese Strörung verstärken.

Werden Hörgeräte überflüssig?

Bisher gab es bei Hörproblemen ausschließlich die Möglichkeit eines Hörgerätes, wobei man sagen muß, daß die moderne Technik auf diesem Gebiet hervorragende, nahezu unsichtbare Minicomputer geschaffen hat. Im Sommer 2000 erregte eine neue Behandlungsmöglichkeit weltweit Aufsehen: die Polytamintherapie. Es gibt nun die ›Pille‹ gegen Hörprobleme aus der Apotheke.

Die medizinische Grundlage für diese neue Therapie: Wenn man es schafft, die Durchblutung im Innenohr wieder zu aktivieren, kann der Betreffende auch wieder besser hören. In den USA ist es bei vielen Senioren gelungen, auf diese Weise auch die quälenden Ohrgeräusche wieder besser in den Griff zu bekommen.

Die neue Polytamintherapie wurde in Deutschland von den Gesundheitsbehörden zur Einnahme bei Altersschwerhörigkeit genehmigt. Der Betroffene nimmt zu Beginn der Behandlung vier Wochen täglich zweimal eine Kapsel, später dann als Langzeitbehandlung täglich einmal eine Kapsel. Diese Behandlungsmethode funktioniert dann, wenn noch keine Schädigung des Hörorganes vorliegt, sondern erst eine Störung der Durchblutung, weil die Gefäße nicht mehr so elastisch oder die Gefäßwände verdickt sind.

In diesem Zusammenhang haben Wissenschaftler herausgefunden, daß ganz bestimmte Vitamine, Flavonoide und andere Substanzen entscheidende Verbesserungen schaffen können:

- Man weiß erst seit kurzem, daß das Vitamin A nicht nur einen positiven Einfluß auf die Sehkraft hat, sondern auch auf das Gehör.
- Die Vitamine E und C arbeiten eng zusammen, geben unseren

Zellen Schutz und schützen unsere Gefäße vor frühzeitigen Ablagerungen. Das trifft natürlich auch auf die Gefäße im Bereich des Gehörorganes zu. Speziell das Vitamin C kann einem müden Ohr wieder Kraft geben.

- Die Nerven-Vitamine B 1, B 6, B 12 und Folsäure haben einen günstigen Einfluß auf Störungen des Innen- und Mittelohres.
- Die durchblutungsfördernde Wirkung des Pflanzenfarbstoffes Rutin ist inzwischen bekannt.
- Procain verbessert ebenfalls Durchblutungsstörungen im Ohrbereich, wird von der deutschen Gesellschaft für HNO-Heilkunde sogar für die Behandlung von Tinnitus empfohlen.
- Hefepulver, Lecithin, Rapsöl und Sojaöl unterstützen die Arbeit der Vitamine und anderen Stoffe. All diese Substanzen wurden nun zur Polytaminformel kombiniert, die dem strapazierten Ohr neue Kraft gibt.

Wer an Allergien leidet, cholesterinsenkende Mittel oder Sulfonamide einnimmt, muß die Einnahme mit seinem Arzt genau besprechen.

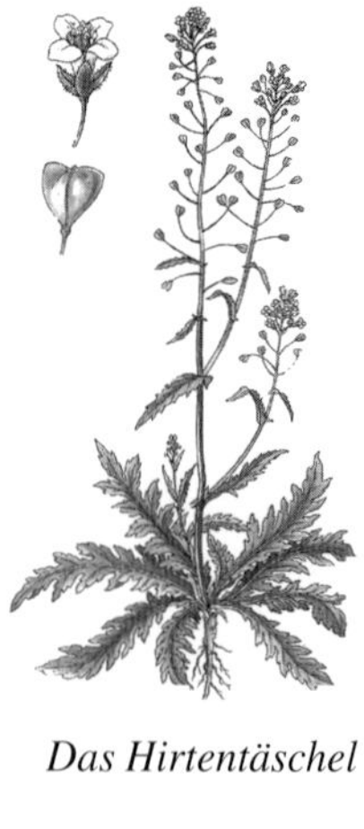

Das Hirtentäschel

Besser schlafen auf 17 Alpenkräutern im Astronautenbett

Wir verbringen ein Drittel unseres Lebens mit Schlafen. Wir brauchen diese Zeit, damit wir gesund und leistungsfähig bleiben. 30 Prozent der Bevölkerung haben allerdings Schlafprobleme. Viele greifen, ohne den Arzt zu fragen, zu starken Medikamenten. Viel sinnvoller wäre es, zuerst herauszufinden, wo die Ursachen der Schlafstörungen liegen. Schuld daran können Lärm, Licht, Gerüche sein oder – was besonders oft der Fall ist – eine alte Matratze.

Eine durchgelegene Matratze, die sich nicht dem Körper anpaßt und zu falschen Druckbelastungen führt, kann zu einer Reihe von gesundheitlichen Störungen führen: zu Rücken- und Kreuzschmerzen, zu Gelenkbeschwerden, Schwellungen, Verspannungen, Muskelschmerzen, Atemproblemen, zu Ischias und einem Taubheitsgefühl in den Armen. Wenn eines dieser Leiden auftritt, hat eine ärztliche Behandlung nur dann Sinn, wenn man die alte, schlechte Matratze weggibt. Sonst wird man das gesundheitliche Problem nicht los. Im Kampf gegen die vielen gesundheitlichen Gefahren, die im Schlaf entstehen können, hat die österreichische Wenatex-Forschung eine neue Generation von Matratzen entwickelt. Das Neue ist vor allem das Material, das aus der Weltraumforschung kommt und von Astronauten benützt wird: Air Soft Natur Duo Comfortline 2000. Es bringt eine korrekte Druckverteilung des Körpers auf die Unterlage und eine optimale Abstützung. Die Matratze der Zukunft ist atmungsaktiv, antibakteriell, ideal für Allergiker.

Die Aufwertung einer Gesundheitsmatratze aber lautet: Besser schlafen auf Kräutern. Untersuchungen haben ergeben, daß ganz spezielle 17 Alpenkräuter als Matratzenauflage nachts im Schlaf die Gesundheit fördern. Die Alpenkräuter sind so kombiniert, daß sie beruhigen, den Schlaf fördern, Entzündungen hemmen, antirheumatisch wirken und die Atemwege stärken.

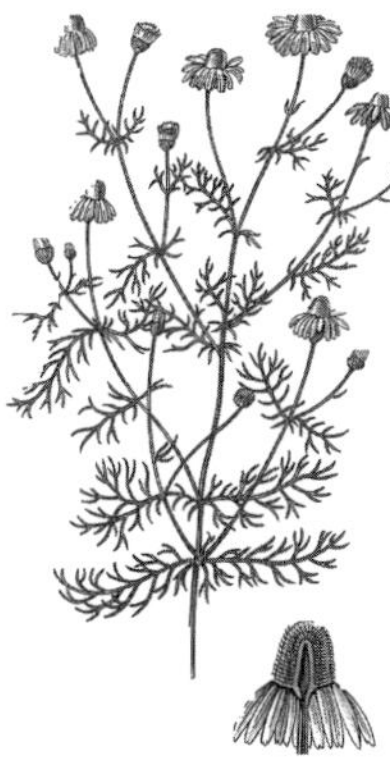

Die Kamille

Diese 17 ›Schlafkräuter‹ sind Heublumen, Hopfen, Eukalyptus, Lavendel, Arnika, Ysop, Wurmfarn, Melisse, Holunder, Ackerschachtelhalm, Quendel, Hirtentäschel, Weidenrinde, Brennessel, Rosenblütenblätter, Kamille und Schafgarbe.

Heilkräuter als Tee oder als Zusatz in einem Wannenbad sind vielen vertraut. Wie aber wirken Kräuter als Matratzenauflage?

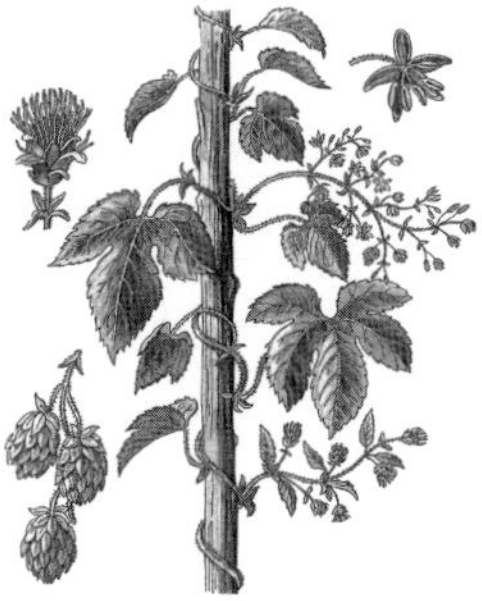

Der Hopfen

- Durch die Körperwärme und den Schweiß, der im Schlaf abgegeben wird, werden die ätherischen Öle und die Pflanzenfarbstoffe aus den trockenen Kräutern frei und entfalten sich.
- Ein Teil dringt durch die Poren der Haut in den Organismus und löst hier positive Reaktionen aus, wirkt direkt auf das Gewebe, auf Muskeln, Knochen und Gelenke.
- Der andere Teil wird eingeatmet. Die ätherischen Öle kommen durch die Nase in die Riechzellen. Die Sinneszellen nehmen den Reiz auf und leiten den Geruch über Nervenfasern an das vegetative Nervensystem und an bestimmte Gehirnzellen bis zum lymbischen Systemweiter. Dort werden dann viele Reaktionen für den gesamten Organismus aufgebaut: Beruhigung, Schlafbereitschaft, Streßabbau, Entspannung, Schmerzlinderung und optimale Atmung.
- Die Glykoside im Zellsaft der Kräuter üben an der Hautoberfläche einen positiven Reiz aus, aktivieren das Abwehrsystem der Haut, wirken entgiftend und infektionshemmend.

Während wir schlafen, können Heilkräuter als Auflage im Bett eine Menge für unsere Gesundheit tun. So eine Kräuterauflage hält mehrere Jahre.

Brottrunk gegen Salmonellen und Pilze

Sie haben sicher schon einmal den Namen Brottrunk gehört. Vermutlich haben Sie dieses Getränk aber noch nie konsumiert. Es ist sinnvoll, sich mit ihm zu befassen, weil mehr und mehr Ärzte damit erfolgreiche Therapien durchführen.

In Rußland war es bis zum Zweiten Weltkrieg üblich, daß die Bevölkerung auf dem Land in Stücke geschnittenes Brot mit Salz, Gewürzen, Wasser und Sauermilch in Tonkrügen eingesäuert hat. Das Getränk, das davon abgefiltert wurde, nannte man Kwass. Viele unserer Väter und Großväter haben diese Flüssigkeit, die nicht gut schmeckte und viel Alkohol enthielt, in der Kriegsgefangenschaft kennengelernt. Wer ihn getrunken hat, war seltener krank.

Das hat den deutschen Bäckermeister Wilhelm Kanne in Lünen auf die Idee gebracht, flüssiges Brot – auf unseren Geschmack abgestimmt – anzusetzen. Mehrere Ärzte und Wissenschaftler standen ihm dabei zur Seite. Im Jahr 1969 gab es die ersten Gärversuche, 1981 dann konnte man den ersten deutschen Brottrunk probieren: vollkommen alkoholfrei, das Brot – Vollkornbrot – ausschließlich aus biologisch angebautem Getreide, und zwar aus Weizen, Roggen und Hafer.

Brottrunk stärkt die Darmflora

Was macht nun den Brottrunk aus dem Reformhaus so wertvoll für unsere Gesundheit? Brottrunk enthält alle Vitalstoffe, die uns das Vollkornbrot bietet, zusätzlich aber auch Substanzen, die beim Gären entstehen. Der Brottrunk ist reich an den Spurenelementen Selen und Zink für die Immunkraft, Kupfer für die Galle und für unsere Hormone, Eisen fürs Blut, Mangan für den Darm, weiters Magnesium für Herz und Kreislauf, Calcium für die Knochen, Kalium für die Nerven, den Vitamine E, B 1, B 2, Folsäure, B 12, zudem Enzymen, die am Aufbau unserer Immunkaft beteiligt sind, außerdem Mikroorganismen, die den Darm stärken. Der regelmäßigen Genuß von Brottrunk hat viele Vorteile: Man kann enorm die Immunkraft stärken, die Darmflora aufbauen, Pilzerkrankungen vorbeugen und bereits vorhandene Pilzprobleme bekämpfen. Die Brotsäurebakterien im Brottrunk sind die größten Feinde der Pilze. In einem Milliliter dieses alkoholfreien Getränkes befinden sich fünf Millionen koloniebildende, aktive Brotsäurebakterien.

- Bei der weit verbreiteten Pilzerkrankung Candida albicans wurde beobachtet: Der Brottrunk ist sehr schnell in der Lage, den entarteten Hefepilz zu regenerieren. Die Pilze werden nicht abgetötet, sondern umgewandelt und produzieren keine Gifte mehr, sondern wieder das lebenswichtige Vitamin B 12.

- Wer regelmäßig Brottrunk konsumiert, kann aber auch einer Salmonellenvergiftung vorbeugen. Brotsäurebakterien und Enzyme neutralisieren die Salmonellen, die durch die aufgenommene Nahrung in den Organismus gelangen.
- Bei einer bereits vorhandenen Salmonellenvergiftung kann die Heilung mit Brottrunk entscheidend unterstützt werden. Im Zuge einer solchen Therapie muß der Betroffene unter ärztlicher Anleitung rund um die Uhr jede Stunde mindestens 100 Milliliter Brottrunk konsumieren.

Wie führt man nun eine Kur mit Brottrunk durch? Es gibt mehrere Möglichkeiten:

- Trinken Sie über einen langen Zeitraum, am besten mehrere Monate lang, zweimal täglich 1/4 Liter Brottrunk.
- Sie können ihn bedenkenlos auch ständig trinken, wenn sie sich dadurch besonders wohlfühlen.
- Oder aber Sie trinken zwölf Wochen lang vor jeder Hauptmahlzeit ein Glas Brottrunk in kleinen Schlucken.

Propolis, die Naturarznei aus dem Bienenstock

Die Bienen fliegen nicht nur aus, um aus Blüten Nektar für die Honigproduktion einzuholen. Sie bringen auch Pollen mit. Und sie fliegen ganz gezielt zu bestimmten Bäumen, tanken dort Harz aus der Rinde und verarbeiten es mit ihren Drüsensekreten zu einer braunen, zähen Masse. Besonders wertvolles Harz finden sie an Pappeln, Roßkastanien, Buchen, Birken, Ulmen, Weiden, Fichten, Erlen, Tannen und Kiefern.

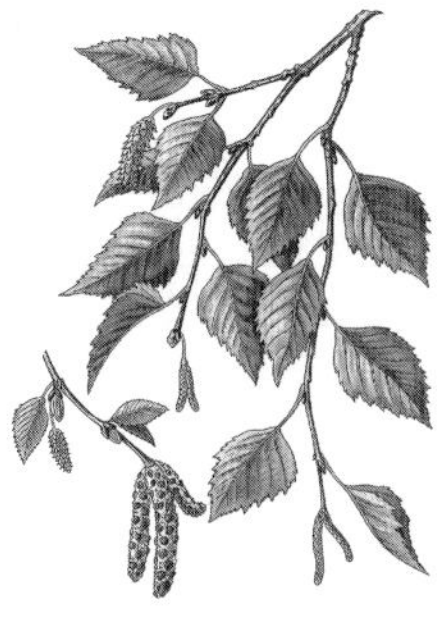

Die Birke ist ein wertvoller Harzlieferant

Mit diesem Bienenkittharz kitten die Tiere Ritzen, Fugen und Schwachstellen im Bienenstock und in den Waben. Wenn ein fremdes Insekt in den Bienenstock eindringt und getötet wird, umschließt man es mit der Masse, damit keine Krankheit entstehen kann.

Das haben schon die Griechen in der Antike beobachtet und haben dem Bienenkittharz den Namen Propolis gegeben, was soviel heißt wie ›vor der Stadt‹. Gemeint war: Diese Masse hilft, daß Seuchen und Krankheiten vor der Bienenstadt bleiben.

Jahrtausende war Propolis ein Hausmittel, eine Naturarznei für den Menschen zum Einmassieren gegen Gelenkprobleme und zum Einnehmen gegen Magenbeschwerden. Im 19. und bis in die Mitte des 20. Jahrhunderts ist Propolis von der Medizin belächelt und nicht sonderlich ernst genommen worden. Nun aber gehört es zur modernen Medizin, da feststeht: Für uns Menschen ist Propolis aus dem Bienenstock nach den neuesten wissenschaftlichen Erkenntnissen ein wertvolles Elixier:

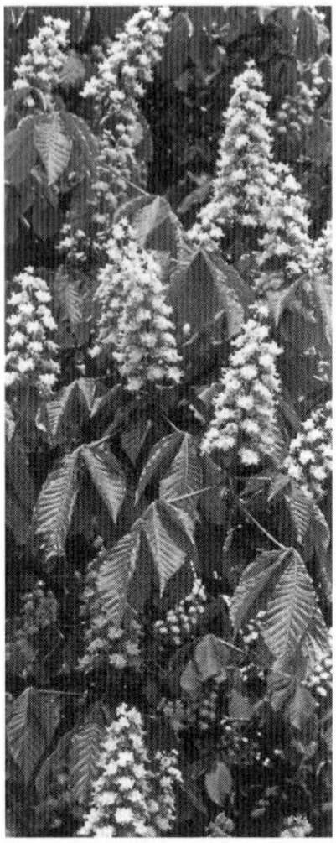
Die Roßkastanie

- Propolis enthält die Vitamine E, H, P und jene der Gruppe B.
- Sehr stark ist darin der Mineralstoff Calcium vertreten. An Spurenelementen findet man darin Eisen, Silicium, Mangan, Zink und Kupfer.
- Propolis enthält heilende Säuren wie Hyristinsäure, Zimtsäure, Kaffeesäure, Sorbinsäure und Benzoesäure. Überdies gibt es darin heilende Substanzen aus Harzen, Pollen und ätherischen Ölen.
- Das Wesentliche aber, das lange Zeit umstritten war und jetzt exakt bewiesen ist: Propolis hat nicht nur eine natürliche antibiotische Wirkung gegen schädliche Bakterien. Im Laborversuch konnte beobachtet werden, das Propolis den chemotherapeutischen Antibiotika sogar überlegen ist. Während man mit Antibiotika keinen Viren beikommen kann und den Körper für Pilze anfällig macht, greift Propolis Bakterien, Bazillen und zusätzlich auch Viren und Pilze an.

Und so läßt sich Propolis für die Gesundheit einsetzen:

- Reiben Sie schmerzende Gelenkstellen mehrmals am Tag – vor allem aber abends vor dem Zubettgehen – mit Propolissalbe ein. Sie bekämpft Schmerzen und Entzündungen.
- Propolis-Massagecreme – ebenfalls aus der Apotheke – eignet sich hervorragend zur Behandlung einer Sehnenscheidenentzündung oder eines Tennisarms. Man trägt die Creme für einige Stunden dick auf die schmerzenden Stellen auf und schlägt ein Leinentuch darüber.
- Bei Halsschmerzen, Heiserkeit und Bläschen im Mund: 20 Tropfen Propolistinktur in etwas lauwarmes Wasser rühren, gurgeln und etwas davon trinken.
- Beim ersten Anzeichen einer Fieberblase die betreffende Hautstelle immer wieder fest mit purer Propolistinktur einreiben. Dann

bekommt man das lästige und schmerzhafte Problem rasch in den Griff.
- Gegen Magenschmerzen hilft es sehr oft, wenn man Propoliskapseln schluckt oder wenn man 15 Tropfen Propolistinktur in etwas Wasser auflöst und dann trinkt.

Propolis in den verschiedenen Formen erhält man in der Apotheke.

Ziegenmilch senkt das Krebsrisiko und hält uns jung

Erfahrene Mediziner und Ernährungsfachleute bedauern, daß es bei uns kaum Ziegen gibt. Da man sie zwischen den beiden Weltkriegen die ›Kuh der Armen‹ genannt hat, scheint ein gewisses Arme-Leute-Image dazu beigetragen zu haben, daß dieses Tier aus vielen landwirtschaftlichen Betrieben verschwand. Allmählich nimmt die Zahl der Ziegen aber wieder zu. Und das hat seinen besonderen Grund: Ziegenmilch ist von unschätzbarem Wert für unsere Gesundheit.

Ziegenmilch ist leicht verdaulich

Ziegenmilch ist ganz anders aufgebaut als Kuhmilch. Wer also an einer Kuhmilch- oder Sojamilchunverträglichkeit leidet, kann problemlos Ziegenmilch einsetzen. Das liegt daran, daß Ziegenmilch eine andere Proteinstruktur als Kuhmilch hat. Außerdem sind die Fettkügelchen kleiner und leichter verdaulich. Zudem ist der Anteil der kurzkettigen Fettsäuren in der Ziegenmilch höher.

Ziegenmilch verfügt in hohem Maße über die Eiweißsubstanzen Kasein, Gobulin und Albumin.Die Fette sind leicht verdaulich. Ziegenmilch ist reich an den Spurenelementen Kupfer, Zink, Phosphor, Bor, Titan, Vnadium, Chrom sowie an den Mineralstoffen Calcium, Kalium, Magnesium und enthält die Vitamine A, B 1, B 2, C, D, E.

Zahllose Studien beweisen die Wirkung der Ziegenmilch für unsere Gesundheit: Ziegenmilch stärkt die Nerven und macht stark gegen Streß. Sie ist daher ein ideales Frühstücksgetränk, damit man fit für einen anstrengenden Tag wird. Die Atemwege von Asthmatikern werden geschützt und entlastet. Ziegenmilch hilft sehr oft Colitis-Patienten, Neurodermitis-Patienten fühlen sich besser. Magen- und Darmstörungen können mit Ziegenmilch besiegt werden, auch hartnäckige Hautprobleme bekommt man mit regelmäßigem Trinken in den Griff. Viele Männer ab 50 bekommen rote Flecken auf der Brust, vermutlich ein Hormonproblem. Diese

Ziegenmilch – ein Jungmacher?

Flecken vergehen durch Ziegenmilchkonsum. Untersuchungen und Beobachtungen von Dermatologen und Gynäkologen in den USA haben ergeben: Wenn eine Frau eine Woche lange jeden Tag einen Liter Ziegenmilch trinkt, glättet sich die Haut, sie wird jünger und die Faltentiefe geringer.

Aufsehen erregte vor einigen Jahren eine Untersuchung in Rußland, die an der Universität Gießen und in Paris bestätigt wurde. Das Ergebnis: Ziegenmilch kann das Krebsrisiko senken. Die Wirkstoffe der Milch schützen unsere Körperzellen vor den Angriffen vieler Schadstoffe, die durch Zigarettenrauch, aber auch andere Umweltschadstoffe entstehen.

Man hat in der Ziegenmilch eine Substanz gefunden, der man den Namen Ubichinon 50 gegeben hat. Die hochwertige Verbindung, die eine große Anzahl von Sauerstoffatomen enthält, verlängert das Leben der Zellen. Dadurch kann man die Ziegenmilch als Jungmacher bezeichnen. Sie hält uns bis ins hohe Alter vital.

Man bekommt heute frische Ziegenmilch schwer: mitunter im Naturkostladen, im Reformhaus oder beim Ziegenbauern. Daher hat man ein Sprühtrockenverfahren entwickelt, das Seramo-Verfahren, mit dem Ziegenvollmilch auf schonende Weise haltbar gemacht wird. Durch dieses spezielle Verfahren entsteht ein standardisiertes, naturbelassenes Seramo-Ziegenmilch-Pulver, das in Apotheken und Reformhäusern erhältlich ist. Es wird in warmem Wasser aufgerührt.

Man muß allerdings wissen, daß Ziegenmilch wenig Eisen und Folsäure enthält. Wer regelmäßig Ziegenmilch trinkt, sollte diese fehlenden Vitalstoffe aus Kartoffeln, Reis, Eiern und grünem Gemüse aufnehmen.

Hamamelis gegen Sonnenbrand und viele andere Hautprobleme

Alle Jahre wieder werden zum Sommerbeginn Warnungen gegen die schädliche Wirkung der UV-Strahlen der Sonne ausgesprochen. Und alle Jahre wieder setzen sich viele Menschen extrem lange der Sonne aus und schützen sich zu wenig. Die Folge: ein Sonnenbrand.

Alle Jahre wieder leiden Millionen Menschen bei hohen Sommertemperaturen an juckender, geröteter und entzündeter Haut. Zur Qual wird das vor allem für Patienten mit der chronischen Hauterkrankung Neurodermitis.

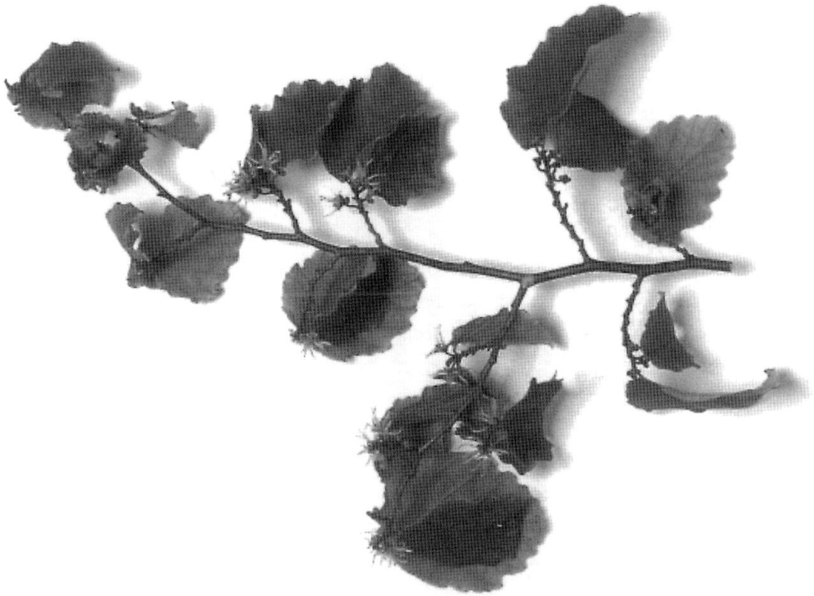

Der Hamamelisstrauch war bei den Indianern als Heilmittel bekannt

Gegen all diese Hautprobleme gibt es ein natürliches Mittel, das beste Hilfe bringen kann: Es ist der Extrakt aus den Blättern des Hamamelisstrauches, den man auch Virginische Zaubernuß nennt. Schon vor hunderten Jahren haben die Indianer Nordamerikas die heilende Wirkung der Pflanze gegen Hauterkrankungen entdeckt. Sie haben den Saft von frisch gepreßten Blättern in die Haut gerieben. Sie haben die Blätter aber auch zu einem Brei verkocht und dann aufgelegt.

Der Hamamelisstrauch kam erst im 18. Jahrhundert als Zierstrauch nach Europa. Im 19. Jahrhundert wurden dann die Blätter auch hier für die Naturmedizin verwendet. Man stellte Hamameliswasser her und setzte es gegen Insektenstiche und Sonnenbrand ein.

Es gibt den Hametumwirkstoff aus dem Hamamelisblatt heute als Creme und als Heilsalbe, beides in der Apotheke.

- Die Creme setzt man gegen Sonnenbrand ein. Wenn sich jemand zu lange den starken UV-Strahlen ausgesetzt hat, wenn die Haut knallrot geworden ist, spannt und schmerzt, sind die obersten Hautschichten geschädigt. Es muß sofort geholfen werden. Die pflanzliche Creme aus dem Hamamelisblatt wirkt schnell. Sie lindert Schmerzen, löst die Spannungen und Entzündungen in der

Haut und regeneriert die angegriffenen Hautschichten. Das ist wichtig, da jeder Sonnenbrand die Haut schwächt und das Risiko für einen späteren Hautkrebs erhöht. Durch ihren hohen Wassergehalt hat die Creme auch eine stark kühlende Wirkung.
- Es gibt den Hametumwirkstoff des Hamamelisblattes aber auch als Wund- und Heilsalbe (in der Apotheke), die bei Hauterkrankungen eingesetzt wird. In klinischen Studien konnte nachgewiesen werden: Hamamelis läßt in relativ kurzer Zeit Schwellungen, starke Rötungen und massive Entzündungen der Haut abklingen. Lästiger Juckreiz vergeht oder wird auf ein deutlich geringeres Maß reduziert. Und rauhe, schuppige Haut wird wieder glatt.

Hamamelis ruft keine allergischen Reaktionen hervor

Sehr erfolgreich kann Hamamelis auch bei Neurodermitis angewendet werden, sowohl bei Kindern als auch bei Erwachsenen. Patienten, die unter dieser Ekzemkrankheit leiden und damit auch seelisch belastet sind, haben sehr trockene Haut, ein gestörtes Immunsystem und Störungen im vegetativen Nervensystem. Hamamelis schafft langfristige Erleichterung und ist damit eine ideale pflanzliche Alternative zu Präparaten, die Cortison enthalten.

Wissenschaftliche Tests haben auch ergeben: Man kann die Hamameliscreme und die Salbe täglich anwenden. Es gibt keine allergischen Reaktionen.

Die Heil- und Wundsalbe mit dem Wirkstoff aus dem Hamamelisblatt sollte man speziell im Sommer immer daheim in der Hausapotheke bereit haben. Gerade bei einem Gartenfest, wenn gegrillt wird, gibt es häufig kleinere und größere Brandverletzungen. Auch da wirkt Hamamelis entzündunghemmend, schmerzstillend und regenerierend.

Durchblutungsstörungen im Auge – Ginkgo kann helfen

Wenn sich bei einem Menschen im Laufe des Lebens die Sehleistung verschlechtert, kann das verschiedene Gründe haben. Es kann sich ein grauer oder ein grüner Star ankündigen. Es kann Diabetes vorliegen. Die nachlassende Sehstärke kann auch auf eine mangelhafte, gestörte Durchblutung der Netzhaut zurückzuführen sein. Wenn die Durchblutung der Augengefäße nachläßt, kommt es zu einer bedrohlichen Mangelversorgung des Auges mit Nährstoffen und mit lebenswichtigem Sauerstoff.

Die Folge: Das Auge, und da wieder ganz besonders die Netzhaut, hat nicht mehr genügend Schutz gegen aggressive Umweltschadstoffe – auch freie Radikale genannt. Das bedeutet, daß die Netzhautzellen sehr leicht verletzt oder zerstört werden können.

Durchblutungsstörungen im Auge darf man nicht einfach als Schicksalsschlag hinnehmen. Und man kann auch etwas dagegen unternehmen. Die Medizin setzt in diesem Fall neuerdings die natürlichen Kräfte aus den Blättern des Ginkgobaumes ein.

Der Ginkgo Biloba ist der älteste Baum der Welt. Er hat bereits zur Zeit der Dinosaurier existiert. Seine Ursprünge lassen sich über 250 Millionen Jahre zurückverfolgen. Er ist somit ein lebendes Fossil. Dieser faszinierende Baum hat die Entstehung der Kontinente, das Werden von Berg und Tal, von Land und Meer, das Kommen und Aussterben vieler Tierarten überstanden. Er wurde in

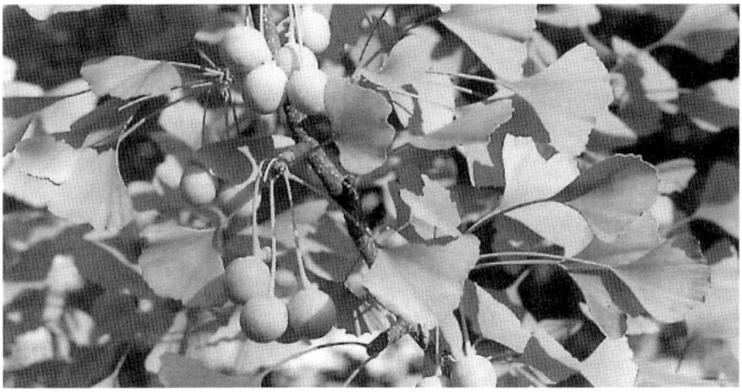

Der Ginkgo Biloba ist der älteste Baum der Welt

China und Japan zum Tempelbaum. In Europa war er vorerst ein Zierbaum.

Als der Ginkgo 1945 als einzige Pflanze unbeschadet die Atombombenkatastrophe von Hiroshima überstanden hatte und im Katastrophengebiet wieder zu sprießen und zu blühen begann, befaßten sich Biochemiker mit seinen Wirkstoffen.

Und dabei machte man eine interessante Entdeckung: Der Extrakt aus den Blättern fördert die Blutzirkulation auch in den feinsten Blutgefäßen im Kopf und in den Augen. Er bekämpft dabei alle aggressiven Substanzen, die die feinsten Kapillaren gefährden. Dadurch schützt der Ginkgoextrakt gezielt die Netzhaut der Augen vor Zerstörung oder vor Verletzung. Bereits geschädigte und nicht mehr voll aktive Blutgefäße können wieder regeneriert werden. Die

Sauerstoffversorgung aller Zellen kommt wieder in Gang, Wassereinlagerungen in der Netzhaut werden Schritt für Schritt abgebaut. Störungen des Sehvermögens, die durch Diabetes ausgelöst worden sind, können im Frühstadium gebremst werden. Dadurch kann die Sehkraft für längere Zeit erhalten bleiben, die Leistungsfähigkeit des Augen wird wieder gesteigert.

Deutliche Erfolge bereits nach zwölf Wochen

Wie bedeutsam der Einsatz des Extraktes aus den Blättern des Ginkgobaumes ist, zeigt die Tatsache, daß eine gute Durchblutung des Auges einer der wichtigsten Faktoren für den Erhalt des Sehvermögens ist. Der spezielle Ginkgo-Biloba-Extrakt, auch Craton-Extrakt genannt, verhindert eine Mangelversorgung des Auges durch Steigerung der Durchblutung. Die Zellen der Netzhaut können wieder mit Nährstoffen und mit Sauerstoff versorgt werden. Damit bleibt das Auge länger jung, die Sehschärfe wird verbessert oder zumindest stabil gehalten. Diese Wirkung des Ginkgoextrakts auf die Augen – ausgelöst durch Flavonoide und Terpenoide – ist inzwischen durch zahlreiche wissenschaftliche Studien belegt. Innerhalb einer Cratontherapie von zwölf Wochen gab es signifikante Verbesserungen der Sehkraft. Vor allem wurde auch die Fähigkeit, Farben zu erkennen, verbessert oder stabilisiert. Den hochdosierten Ginkgoextrakt gibt es als Kapseln in der Apotheke.

Durch Hypnose und Atemtechnik kann Stottern geheilt werden

Hypnose und richtiges Atmen: Vor 20 Jahren haben viele Ärzte diese Methoden noch nicht ernst genommen. Heute sind sie die anerkannte seriöse Basis für die Behandlung vieler Erkrankungen, die man mit anderen Therapien nicht besiegen konnte. Ein typisches Beispiel ist das Stottern. 800 000 Menschen in Deutschland sind davon betroffen. Ein deutsches Expertenteam beweist nun, daß Stottern heilbar ist.

Bei kaum einer anderen Krankheit klaffen die Meinungen über die Ursachen und die daraus resultierenden Heilungsansätze so weit auseinander wie beim Stottern. Fachleute sind sich lediglich über eines einig: Stottern entsteht nicht durch körperliche Mängel, sondern durch eine Fehlsteuerung im Gehirn. Über die richtige Therapie herrscht in der Fachwelt aber Unsicherheit.

Stottern entsteht dadurch, daß der Betroffene versucht, den komplizierten Sprechvorgang, der normalerweise im Unterbewußtsein

Stottern hat oft traumatische Ursachen

abläuft, bewußt zu steuern. Warum der Stotterer so handelt und damit Sprachstörungen vollzieht, hat man genau analysiert. Die Erklärung liegt vor allem im Umfeld des Betroffenen. Die Sprachstörung beginnt sehr häufig im frühen Kindesalter. Ein starkes seelisches Trauma oder ein Konflikt ›verschlägt‹ dem hochsensiblen Kind ›die Sprache‹. Ein klassisches Beispiel stellt ein schwerer Autounfall in der frühen Kindheit dar. Weitere mögliche Ursachen für Stottern sind Schreck, Angst, Konflikte, Ungeduld, Erziehungsfehler, Grobheit, negative Sprachvorbilder, Hast, Erwartungsangst, Gehänseltwerden.

Die erste Adresse zur erfolgreichen Behandlung von Stottern ist europaweit das Greifenhofer Institut für medizinische Hypnose in Bad Lippspringe. Seit 1992 hat man dort bereits über 3000 Stotterer geheilt. Institutsleiter ist der Hypnosetherapeut Roman Greifenhofer. Gemeinsam mit seinem Vater Kurt Greifenhofer hat er das Behandlungsprogramm A.L.T. entwickelt: Autosuggestives Logospamus Training. Es handelt sich dabei um eine Kombination von Suggestion, Hypnose, Atem- und Sprachtraining.

- Im Zustand der Hypnose, in dem nur das Unterbewußtsein aktiviert wird, spricht jeder Stotterer fließend. Der beim Patienten bewußt ablaufende Sprachvorgang muß unter Hypnose vom Bewußtsein zurück ins Unterbewußtsein transportiert werden.
- Das Zwerchfell ist der stärkste Atemmuskel. Er allein sichert eine einwandfreie Atmung. Bei jedem Stotterer kommt es zu einer Fehlkoordination des Zwerchfells. Diese kann mit einem gezieltem Atemtraining behoben werden.

Diese beiden Tatsachen aus der Forschung nützt man am Greifenhofer Institut in Form einer kombinierten Hypnose- und Atemtherapie. Artikulationsübungen und die bewußte Konfrontation mit Streßsituationen vervollständigen die zehntägige Therapie, die in Gruppen und in Einzelübungen durchgeführt wird.

Spezielle Seminare sind ganz auf Kinder abgestimmt. Sie werden im Beisein der Eltern durchgeführt, denn Vater und Mutter müssen zur Nachbetreuung zuhause eingeschult werden. Es gibt eine Gruppe für 7- bis 12jährige und eine Gruppe für 13- bis 17jährige Mädchen und Jungen.

Speziell bei stotternden Kindern sind die Heilerfolge groß. Die Erklärung dafür liegt zum einen darin, daß die Sprachstörung noch nicht so stark ausgeprägt ist. Zum anderen haben die Kinder noch nicht einen so großen Leidensdruck wie Erwachsene und gehen viel lockerer in das Training.

Ebenso erfolgreich mit dieser Methode kann man gegen Flugangst vorgehen.

Die Kraft der Zitrusfrüchte mindert viele Venenbeschwerden

Bei warmen und heißen Temperaturen leiden viele Menschen an dicken, schmerzenden Beinen. Das ist meistens das Alarmzeichen für ein Venenleiden. Besonders betroffen sind Frauen. Die typischen Anzeichen für schwache Venen sind ständig kalte Füße, regelmäßig abends geschwollene Fußknöchel, an warmen Tagen ein Hitze- und Spannungsgefühl in den Beinen, nächtliche Schmerzen. Nach einem Wannenbad sind die Beine angeschwollen.

Venenprobleme treten besonders im Sommer auf, da die Wärme die Blutgefäße erweitert und damit die Neigung zu Blutstauungen und zu Schwellungen erhöht. So kann man Venenprobleme im Sommer verhindern:

Kumquat, Zitrone, Blutorange – nur ein Teil der großen Vielfalt an Zitrusfrüchten

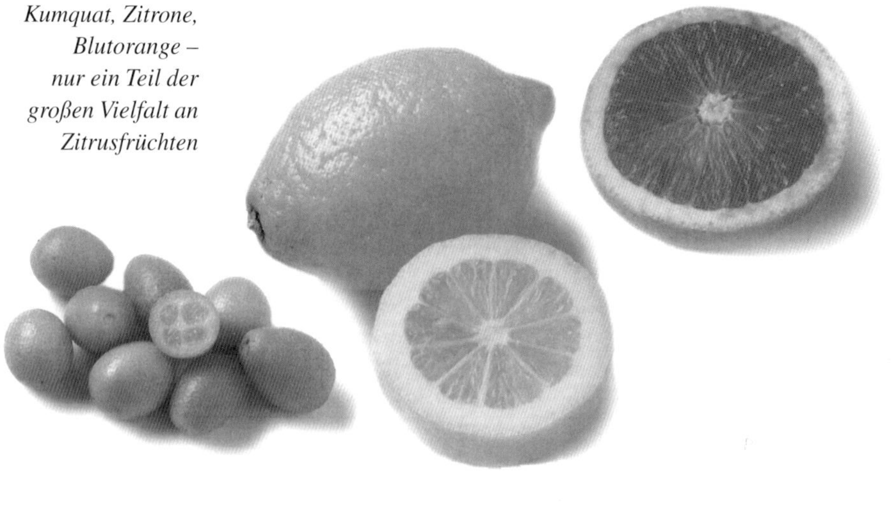

- Marschieren Sie jeden Tag zweimal zehn Minuten im Stand. Ziehen Sie bei jeden Schritt die Knie bis in Gürtelhöhe hoch. Stellen Sie sich abwechselnd auf die Zehenspitzen und auf die

Jeder kann selbst Venenerweiterungen vorbeugen

Fersenballen. Achten Sie darauf, daß Sie jeden Tag mindestens 30 Minuten zu Fuß unterwegs sind. Und lagern Sie bei jeder Gelegenheit die Beine hoch.

- Trinken Sie jeden Tag mindestens zwei Liter Wasser oder ungesüßten Kräutertee. Dadurch wird das Blut flüssiger.
- An extrem heißen Sommertagen duschen Sie die Beine mehrmals am Tag jeweils fünf Minuten lang mit kaltem Wasser. Da ziehen sich die Venen zusammen. Setzen Sie die Beine nicht der prallen Sonne aus. Das weitet die Venen. Tragen Sie bequeme Kleidung und bequeme Schuhe.
- Eine große Belastung für die Beine und für schwache Venen sind lange Bus- und Autofahrten sowie Flugreisen in den Urlaub. Es ist sinnvoll, vorbeugend zum Schutz der Venen Stützstrümpfe, Stützkniestrümpfe oder Strumpfhosen aus der Apotheke zu tragen. Sie sorgen dafür, daß sich die Venen nicht ausdehnen können.
- Auch durch die Ernährung können Sie Venenproblemen vorbeugen: Nehmen Sie viel Vitamin C auf. Essen Sie Kiwis, Grapefruits, Paprika, Sauerkraut, frische Petersilie. Bauen Sie Knoblauch, Zwiebeln, Weizenkeimöl, Nüsse und Vollkornprodukte in Ihren Speiseplan ein. Sie alle halten das Blut flüssig.

Speziell die Erkenntnis, daß natürliches Vitamin C bei schweren Beinen helfen kann, hat die drei Hamburger Fachärzte Dr. Martin Görne, Dr. Hans Faltin und Dr. Mathias Bartels angeregt, sich näher mit Zitrusfrüchten für die Behandlung von Venenproblemen zu befassen. Ihre Studie hat bewiesen: Es gibt eine neue Möglichkeit in der Vorbeugung und in der Therapie für strapazierte Beine. Schwache Venen bekommen Hilfe aus der Kraft von Zitrusfrüchten.

Aber es ist in erster Linie nicht das Vitamin C aus den Früchten, das zur Wirkung kommt. Es sind vielmehr die Zitrus-Bioflavonoide, die Pflanzenfarbstoffe von Grapefruits, Orangen, Mandarinen und Zitronen.

Hier die wichtigsten Ergebnisse der Hamburger Veno-Elan-Studie, bei der Venenpatientinnen im Alter von 42 bis 78 Jahren dreimal täglich mit 20 Tropfen einer flüssigen Pflanzenarznei aus Zitrus-Bioflavonoiden versorgt wurden:

Bei 65 Prozent der Frauen konnten die Schmerzen verringert werden, bei 68 Prozent verschwand das lästige Schweregefühl. Bei 59 Prozent lösten sich Venenverhärtungen auf, bei 57 Prozent gingen Wasseransammlungen an Knöcheln und Füßen zurück.

Pestwurz hilft Migräneanfälle verhindern

Millionen Menschen leiden an Migräne. 70 Prozent aller Mitteleuropäer sind fallweise oder öfter davon betroffen. Der klassische Migränanfall läuft in drei Phasen ab: zuerst Augenflimmern, Schwindel und Sprachstörungen, dann ein pulsierender, fast immer halbseitiger Kopfschmerz mit Übelkeit, danach ein dumpfer Schmerz. Viele wissen, wann die Anfälle kommen; bei einem extremen Wetterwechsel, bei Ärger, Streit und Streß oder bei geistiger Überbelastung. Bisher konnte man lediglich warten, bis die Schmerzen auftraten, um dann ein starkes Schmerzmittel einzusetzen.

Für alle, die Naturarzneien bevorzugen, gibt es jetzt die Möglichkeit, vorbeugend etwas gegen die Migräne zu tun: Mit den Kräften der Petasiteswurzel, vielen auch unter dem Namen Pestwurz bekannt. Es gibt den Extrakt aus der Wurzel in Kapseln in der Apotheke. Die Naturmedizin spricht von der Petaforcetherapie.

Im Rahmen einer großangelegten Doppelblindstudie unter der Leitung von Dr. Friedrich H. Degenring in Roggwil in der Schweiz konnte im Jahr 1995 nachgewiesen werden: Der Extrakt aus der Petasiteswurzel kann hochwirksam einem Migräneanfall vorbeugen, Migräneattacken können damit um 56 Prozent reduziert werden. Und das ohne Nebenwirkungen. Die Studie wurde von einem deutschen Neurologen einer Münchner Klinik überwacht.

Im Rahmen einer Petaforcetherapie zur Vorbeugung eines Migräneanfalls nimmt der Migränepatient bei den ersten Anzeichen einer Attacke täglich zwei- bis dreimal jeweils ein bis zwei Kapseln vom Extrakt der Petasiteswurzel.

Die ersten Forschungsarbeiten für diese Naturarznei liegen weit zurück. Die Petasiteswurzel oder Pestwurz wächst in ganz Europa an feuchten Plätzen, meistens an Bachufern. Im Frühjahr schießen aus den Wurzelstöcken ährenartige Blütenstände in violett-rötlichen Farben hervor. Dann erst beginnen herzförmige, große Blätter an langen Stielen aus den Wurzeln zu wachsen.

Die entkrampfende Wirkung der Pestwurzwurzel ist seit Jahrhunderten bekannt

Im Mittelalter hat man die Petasiteswurzel gegen die Pest eingesetzt, daher auch der zweite Name Pestwurz. In der Naturmedizin wurden seit jeher hauptsächlich die Wurzeln verwendet.

Diese müssen vorsichtig ausgegraben werden und dürfen nur schonend getrocknet werden. Man schneidet sie dafür nach gründlichem Waschen in dünne Scheiben. Die Temperatur darf dabei nicht über 40 Grad Celsius steigen. Sonst werden die Wirkstoffe vernichtet: Ätherische Öle, Bitter-, Gerb- und Schleimstoffe sowie Inulin und vieles mehr.

In früheren Zeiten setzte man die Petasiteswurzel gegen Erkrankungen der oberen Atemwege ein, gegen Husten, Heiserkeit und Bronchialasthma. Dabei kam den Kranken die entkrampfende Wirkung der Wurzel zugute.

Dann aber befaßte sich eines Tages der große Schweizer Naturheiler Dr. Alfred Vogel in Teufen im Rahmen seiner naturmedizinischen Forschungen mit der Petasiteswurzel. Er kam auf die Idee, daß man die entkrampfende Wirkung möglicherweise auch gegen Migräne einsetzen könnte. Dr. Vogel war zu dieser Zeit schon durch sein Buch ›Der kleine Doktor‹ weltbekannt. Seine ersten Versuche im Kleinen gaben ihm Recht. Er konnte mit dem Einsatz des Pestwurzextraktes seinen Patienten helfen, Migräneanfälle zu verhindern oder entscheidend zu reduzieren.

Als Dr. Alfred Vogel im Jahr 1966 starb, hochbetagt aber noch sehr aktiv, lag bereits die wissenschaftliche Anerkennung für die Petasiteswurzel vor.

Topinambur beeinflußt den Blutzucker positiv

Die Topinamburknolle wird derzeit wiederentdeckt

Es ist ein fast vergessenes Gemüse, das im Herbst geerntet wird: die Knollen der Topinamburpflanze, vielen auch als Süßkartoffel oder als Indianerknolle bekannt. Das Aussehen gleicht einer zu groß geratenen Ingwerwurzel oder einer verwachsenen Kartoffel.

Derzeit erlebt die Süßkartoffel eine Renaissance und wird in Brandenburg, Sachsen und im Norden Deutschlands wieder verstärkt angebaut; biologisch, streng kontrolliert und als Mittel der Naturmedizin.

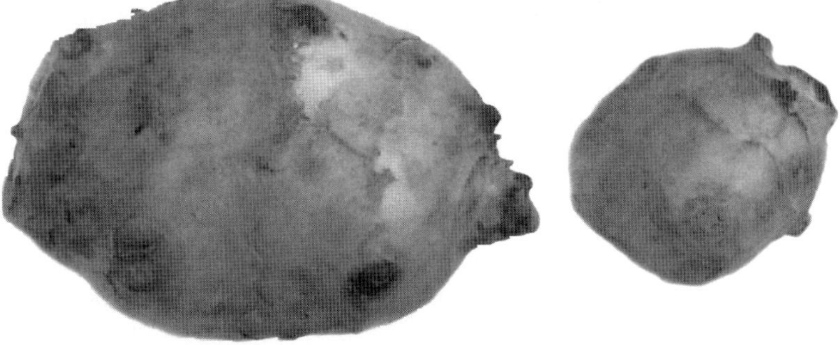

Topinambur war bereits bei den Indianern bekannt und kam im Mittelalter nach Europa. Bis zur Mitte des 18. Jahrhunderts war die Knolle in Frankreich, England, Belgien, Deutschland und den Niederlanden ein Grundnahrungsmittel. Dann wurde sie von der Kartoffel verdrängt. Nun aber hat sie die Naturmedizin entdeckt, als Mittel gegen sehr aktuelle Gesundheitsprobleme, gegen Übergewicht und Diabetes.

Topinambur hat einen lang anhaltenden Sättigungseffekt

Und das sind die wertvollen Eigenschaften der Topinamburknolle: Sie hat einen lang anhaltenden Sättigungseffekt, verhindert dadurch die gefährlichen Heißhungerattacken und ist obendrein kalorienarm. Man weiß heute auch, warum das so ist:

- Topinambur liefert nur eine geringe Menge an verdaulichen Kohlenhydraten. Sie melden sehr bald an die Sättigungsnervenzentren: Ich habe genug.
- Dabei bleibt der Blutzuckerspiegel unverändert. Das verhindert das starke Hungergefühl. Denn dieses wird durch Blutzuckerschwankungen ausgelöst.
- Das Hauptkohlenhydrat in der Topinamburknolle ist das Inulin, das nicht verdaut werden kann. Die großen Mengen, die sich in der Knolle befinden, quellen im Magen- und Darmtrakt auf. Wieder entsteht ein zufriedenstellendes Sättigungsgefühl.
- Das Inulin bringt zusätzlich probiotische Eigenschaften mit: Es fördert und stärkt die gesunde Darmflora, die Welt der positiven Darmbakterien. Damit wird die Immunkraft aufgebaut. Von diesen positiven Darmbakterien wird das Inulin zu kurzkettigen Fettsäuren abgebaut. Das wiederum fördert den Stuhlgang.

Wer abnehmen, wer seinen Blutzuckerspiegel positiv beeinflussen und wer seine Darmflora verbessern möchte, sollte speziell zum Sommerende und im Herbst eine Kur mit Topinambur durchführen. Da man aber viele Wochen hintereinander nicht täglich Topinamburknollen verzehren kann, bietet die Naturmedizin mehrere ideale Möglichkeiten:

- Es gibt in der Apotheke, im Reformhaus und in Drogerien Topinamburkaubtabletten. Sie enthalten 40 Prozent Inulin. Drei bis sieben Tabetten – über den Tag verteilt und mit 1/4 Liter Flüssigkeit verzehrt – halten angenehm satt. Und sie enthalten nur 4,3 Kalorien.

- Man kann zu den Kautabletten, die auch für unterwegs praktisch sind, Mineralwasser trinken. Es gibt aber auch einen speziellen, fruchtig schmeckenden Topinamburdrink mit 50 Prozent Inulin. Man löst jeden Tag ein Säckchen Topinamburinstantpulver mit Pektin und Apfelessig in einem Glas Wasser auf. Es muß frei von Kohlensäure sein.
- Ganz neu in Reformhäusern ist ein Topinambursirup mit 43 Prozent Inulin. Man setzt ihn dort ein, wo man sonst Zucker verwenden würde, im Joghurt, Quark oder Müsli. Der Sirup eignet sich auch als Brotaufstrich und als Mixgetränk, wenn man ihn eins zu sechs mit Zitronenwasser mischt. Auch der Topinambursirup sättigt langanhaltend und ist super für den Blutzuckerspiegel.

Macht Lecithin Babys klüger?

Lecithin ist in vielerlei Hinsicht wertvoll

Zur Zeit unserer Großmütter galt Lecithin schlicht und einfach als Nervenstärker. Heute weiß man aus zahllosen wissenschaftlichen Studien der vergangenen Jahre, daß Lecithin, eine fettähnliche körpereigene Substanz, in nahezu jedes Geschehen in unserem Organismus eingreift. Den letzten Stand der Forschungen konnte man im Sommer 2000 beim 1. internationalen Lecithin-Forum erfahren, bei dem sich in Wien namhafte Experten aus den USA, Deutschland und Österreich trafen, um Erfahrungen auszutauschen.

Hauptreferent des Forums war Prof. Dr. Steven Zeisel, Leiter des Institutes für Ernährungswissenschaften an der Uniersität von North Carolina in Chapel Hill, USA, der weltweit als Lecithinpapst gilt. Und das ist die Bilanz, die beim Lecithin-Forum in Wien gezogen wurde:

- Nach wie vor ist Lecithin ein wirksamer Nervenstärker, und zwar für Menschen in jedem Alter.
- Lecithin hat einen wesentlichen Einfluß auf die menschlichen Zellen, speziell auf die Leberzellen. Ohne Cholin aus dem Lecithin sterben sie ab. Das ist das Problem vieler extremer fettfreier Diäten. Die Leberzellen bekommen für gewöhlich aus dem mit der täglichen Nahrung aufgenommenen Fett ihr Cholin. Ist das nicht der Fall, dann können nach so einer Diät sehr oft Leberschäden auftreten. Die Einnahme von Lecithin kann das verhindern.
- Die positive Wirkung von Lecithin auf das Herz-Kreislauf-System ist mehrfach belegt und wird in den USA sehr ernst genommen.

Prof. Dr. Gundermann berichtete von einer Langzeituntersuchung. Sie hat ergeben, daß man mit Lecithingaben nicht nur die Ablagerungen in den Gefäßen aufhalten, sondern sogar verringern konnte. Damit hilft Lecithin dem Menschen, länger jung zu bleiben.

- In der Vorsorge spielt Lecithin zweifelsohne gemeinsam mit einer gesunden Lebensführung eine interessante Rolle im Kampf gegen zu hohe Cholesterinwerte.
- Lecithin ist aber auch eine hervorragende Substanz zur Verbesserungs der Gedächtisleistung.

Lecitihin beeinflußt die Entwicklung des Gehirns positiv

Prof. Dr. Zeisel ist in diesem Zusammenhang einer Sensation auf der Spur. Erste Laboruntersuchungen lassen vermuten, daß Lecithin Babys klüger macht. Lecithin hat nämlich einen enormen Einfluß auf die Entwicklung des Gehirns beim Embryo. Es ist anzunehmen, daß schwangere Frauen die Intelligenz ihrer Kinder entscheidend beeinflussen können, wenn sie regelmäßig Naturlecithin aus der Sojabohne zu sich nehmen. Jetzt schon empfiehlt die National Academy in den USA werdenden Müttern, Lecithin zu nehmen.

Wie brisant dieses Thema ist, beweist eine Tatsache, die beim Lecithin-Forum in Wien bekannt wurde: Prof. Dr. Steven Zeisel hat soeben einen Forschungsgauftrag der US-Gesundheitsbehörden in der Höhe von 2,5 Millionen Dollar erhalten. Er soll in den nächsten fünf Jahren in wissenschaftlichen Forschungen herausfinden, inwieweit Lecithin helfen kann, Herz-Kreisauf-Erkrankungen zu verhindern, und ob Babys tatsächlich durch Lecithin klüger werden.

Welche Bedeutung man in den USA der Versorgung mit Naturlecithin aus der Sojabohne für die Kindheit des Menschen beimißt, beweißt die aktuelle Empfehlung der offiziellen US-Gesundheitsbehörde. Sie rät zur täglichen Aufnahme von 5,5 Gramm Sojalecithin für Männer und 4,25 Gramm für Frauen. Das liegt weit über den Empfehlungen in Mitteleuropa.

Deutsche Wissenschaftler und Ärzte raten zu einer täglichen Aufnahme von drei Gramm. Diese Menge erreicht man mit dreimal täglich ein Eßlöffel flüssigem Sojalecithin aus der Apotheke, oder dreimal täglich ein Eßlöffel Lecithingranulat oder dreimal täglich ein Kompaktfaszikel, eine Art ›Lecithingummibärchen‹, die auch für den Diabetiker geeignet sind.

Die Queckenwurzel hilft bei Harnwegserkrankungen

Wenn es draußen kalt wird, steigt die Zahl der Harnwegsprobleme bei Frauen und Männern. Es kommt zu einem Blasenkatarrh, einer Blasenentzündung, zu Blasenschwäche oder zu einer Reizblase, Männer haben verstärkt Prostatabeschwerden.

Frauen sind von Blasenproblemen stärker betroffen. Durch die kürzere Harnröhre gelangen Bakterien schneller in die Blase. Außerdem sinkt der Östrogenspiegel, der die Blase stärkt, in der kalten Jahreszeit. Daher wird sie anfälliger für Infektionen.

Harnwegsprobleme sind höchst unangenehm. Man spürt ständig ein Brennen, Ziehen, Stechen, mitunter unerträgliche Schmerzen. Man hat einen intensiven Harndrang mit mäßigem Erfolg beim Harnlassen. Harnwegserkankungen gehören in die Hand des Arztes. Doch es gibt eine Reihe von Maßnahmen, die man selbst durchführen muß:

- Legen Sie sich ein, zwei Tage ins Bett. Die Bettwärme hat enorme Heilkraft.
- Stärken Sie die Immunkraft mit Vitamin C. Essen Sie Orangen, Grapefruits, Sauerkraut, Paprika.
- Der Harndrang darf nicht unterdrückt werden. Sonst sammeln sich zuviele Bakterien in der Blase.

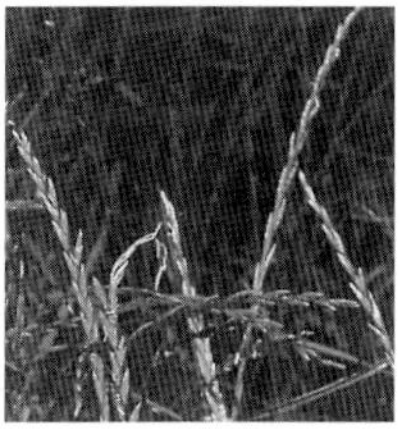

Die Quecke wurde lange nur als lästiges Unkraut angesehen

Seit kurzer Zeit setzt die Naturmedizin mit großem Erfolg gegen Harnwegserkrankungen die Kraft einer uralten Heilpflanze ein, die man wieder entdeckt hat. Es handelt sich um die Ackerquecke, in der Botanik Agropyrum repens genannt. Viele Gartenbesitzer und Landwirte betrachten die Quecke als lästiges Unkraut, das nur schwer auszurotten ist.

Für die Behandlung von Harnwegserkankungen setzt man die intensiven Acorus-Wirkstoffe aus dem Wurzelstock der Quecke ein. Dazu gehören Schleimstoffe wie das Tricitin, Spurenelemente wie die Kieselsäure und ätherische Öle. Der flüssige Acoruswurzelextrakt, den man als Tropfen in der Apotheke bekommt, wirkt harntreibend, entzündungshemmend, antibateriell, schmerzlindernd und entkrampfend. Bei einem Hanwegsinfekt nimmt man dreimal täglich einen Teelöffel , das sind etwa 50 bis 60 Queckenwurzeltropfen.

Zur Wirkung der Quecke bei Harnwegserkankungen gibt es eine beeindruckende wissenschaftliche Arbeit, die im Jahr 1999 von der

Beeindruckende Ergebnisse bei Studien

Gesellschaft für Therapieforschung in München in Zusammenarbeit mit 58 Fachärzten für Urologe durchgeführt wurde.

Leiter der Studie waren der Arzt Dr. C. Hautmann und der Biometrieforscher Dr. K. Scheithe. Zwölf Tage lang wurden 313 Patienten mit massiven Harnwegsinfekten und Reizblasensymptomatik beobachtet, untersucht, befragt und mit dem Fluidextrakt aus der Queckenwurzel behandelt.

Und das waren die beeindruckenden Ergebnisse:

- Die typischen Symptome, unter denen die Probanden mit Reizblase und Harnwegsinfekten litten, verschwanden bis zu 90 Prozent.
- Nach Abschluß der Behandlung waren bis zu 53 Prozent der Patienten vollkommen beschwerdefrei.
- Es traten keine unerwünschten Nebenwirkungen auf. Die Queckenwurzeltropfen wurden von allen gut vertragen.

Man hat die Wurzel der Quecke bereits in der Antike eingesetzt. Dioskurides beschrieb damals bereits die faszinierende Wirkung auf die Harnwege. Die moderne Naturmedizin hat diese Beobachtung jetzt bestätigt. Und damit ist die lästige Ackerquecke plötzlich wieder zu einer gefragten und geschätzten Heilpflanze geworden. Und es konnte damit wieder einmal der deutliche Beweis erbracht werden: Es ist sehr oft sinnvoll, zuerst die Kräfte der Natur einzusetzen.

Mit 11 Heilkräutern gegen das Schnarchen

Nacht für Nacht leiden besonders viele von uns unter lästigem Schnarchen und stören damit ihren eigenen Schlaf sowie den des Partners. Rund 40 Prozent der Menschen in Mitteleuropa schnarchen gelegentlich. Die Medizin unterscheidet zwischen einem ›harmlosen Alltagsschnarchen› und einem ›krankhaften Schnarchen‹.

Beim krankhaften Schnarchen liegen die Ursachen in Mißbildungen der Nasenschleimhaut, Polypen, Mandelerkrankungen, Störungen der Herzdurchblutung. Besonders gefährlich ist die Schlafapnoe. Das heißt, daß die Atmung mehrmals in der Stunde für jeweils 30 Sekunden aussetzt. In all diesen Fällen müssen konkrete medizinische Maßnahmen erfolgen, sehr oft auch operative Eingriffe.

Genau das aber schreckt viele Schnarcher ab, zum Arzt zu gehen. Daher unternehmen sie nichts, nehmen weiter Auseinandersetzungen mit dem Partner in Kauf, leben in getrennten Schlafzimmern, haben Probleme mit dem Sex und werden von Freunden verspottet.

Mediziner der angesehenen Berkeley-Universität in Kalifornien, USA, haben nun im Rahmen einer Studie nachgewiesen, daß in den meisten Fällen der Schnarcher sein harmloses Leiden mit ganz einfachen Tricks selbst besiegen könnte. Denn das Schnarchen hat meist folgende Ursachen: Streß, Übergewicht, Alkoholkonsum, zuviel Kaffee, mangelnder Zahnservice, eine Erkältung, falsches Liegen.

Viel Ärzte appellieren daher an alle, die schnarchen und darauf aufmerksam gemacht werden, zunächst einige einfache Tricks auszuprobieren:

- Wenn Sie an Übergewicht leiden, nehmen Sie konsequent ab.
- Wenn Sie erkältet sind, kurieren Sie sich ganz schnell wieder aus, damit Schwellungen der Nasenschleimhäute rasch abklingen können.
- Meiden Sie drei Stunden vor dem Zubettgehen schwere Mahlzeiten und Alkohol.
- Verzichten Sie ab 18 Uhr auf zu große Mengen starken Bohnen kaffee.
- Nehmen Sie keine Beruhigungsmittel, keine Schlafmittel und keine Allergiepräparate vor dem Zubettgehen.
- Hören Sie mit dem Rauchen auf oder verzichten Sie zumindest ab 16 Uhr auf Nikotinkonsum.
- Sorgen Sie dafür, daß Ihr Schlafraum gut durchlüftet ist und feuchte Luft, zumindest keine zu trockene Luft hat.
- Eine Stunde vor dem Zubettgehen sollten Sie nicht fernschauen.
- Meiden Sie im Schlaf die Rückenlage. Da entspannt sich der Zungenmuskel besonders und blockiert den Luftweg im Mundrachen. Achten Sie darauf, daß Sie immer in Seitenlage einschlafen. Tauschen Sie das Kissen gegen eine Nackenrolle.
- Gehen Sie regelmäßig zum Zahnarzt. Lassen Sie Zahnlücken nicht anstehen. Kieferveränderungen können ebenfalls das Schnarchen fördern.

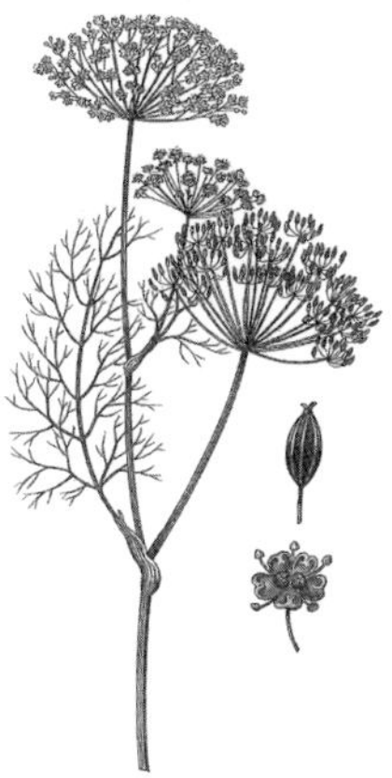

Fenchel ist ein Bestandteil des neuen Sprays gegen Schnarchen

Wenn diese Alltagsmaßnehmen nicht helfen, macht es Sinn, eine Naturarznei einzusetzen, die sich in jüngster Zeit sehr bewährt hat. Es ist ein Mundspray gegen das Schnarchen, ganz auf natürliche

Schnarexolwirkstoffe aufgebaut. Die Sprayflüssigkeit besteht aus den Extrakten von elf Heilkräutern: Zitrone, Minze, Nelke, Latschenkiefer, Fenchel, Salbei, Thymian, Citronelle, Eukalyptus, Lavendel und Mastix. Die Kombination dieser ätherischen Öle gibt einen frischen, angenehmen Atem. Sie bekämpft unerwünschte Keime und Bakterien in der Mundhöhle. Und sie kann dem störenden Schnarchen vorbeugen, weil sie die Mundschleimhaut befeuchtet und ein Austrocknen während der Nacht verhindert. Der Heilkräuterspray löst dann einen Anti-Schnarch-Effekt aus.

Und so wird der Mundspray gegen das Schnarchen eingesetzt. Vor dem Schlafengehen – nach dem Zähneputzen – genügen oft schon drei bis vier Sprühstöße, um das Schnarchen zu verhindern. Eine kleine Flasche aus der Apotheke reicht für 60 Nächte.

Medizinische Wärmepackungen für daheim

Es gibt viele Möglichkeiten, die heilende Wirkung der Wärme zu nutzen

Es ist medizinisch erwiesen: Wärme sorgt nicht nur für Wohlbefinden und Entspannung, sondern hat auch heilende Wirkung und kann als Naturarznei eingesetzt werden. Es gibt viele Möglichkeiten: die gute alte Gummiwärmflasche, das Heizkissen, die Rotlichtbestrahlung, die Sauna, das Wannenbad, die heiße Dusche.

Als Therapie anerkannt ist die Wärmepackung. Sie hat einen positiven Einfluß auf die Gelenke, auf die Wirbelsäule, auf die Muskeln, aber auch auf das vegetative Nervensystem und auf das allgemeine Wohlbefinden. Und so ist die medizinische Wirkung der Wärmepackung zu begründen:

- Der Körper versucht, die von außen zugeführte Wärme mit dem Blutstrom abzutransportieren. Dabei weiten sich die Gefäße, die Durchblutung wird gefördert.
- Das hat zur Folge, daß verstärkt Stoffwechselschlacken, Krankheitserreger und Gifte aus dem Gewebe abtransportiert, aber auch mehr Abwehrzellen und Nährstoffe ins Gewebe eingebracht werden. Die Muskulatur entspannt sich, die Nervenerregbarkeit wird herabgesetzt, die Dehnbarkeit der Sehnen verbessert sich und Selbstheilmechanismen werden eingeleitet.

Die positiven Wirkungen der Wämepackung beschränken sich nicht nur auf den Ort der Wärmeeinwirkung. Sie beeinflussen den gesamten übrigen Organismus. Die Wärme aktiviert die Hirnanhangdrüse sowie die Nebennierenrinde. Hormone werden aktiviert, das Immunsystem wird gestärkt.

Damit das alles so passiert, muß die Wärmepackung aus einem ganz bestimmten Material sein, das ein spezielles Wärmeleitvermögen aufweist. Davon hängt die medizinische Wirkung ab. Das einzig wirksame klassische Material war bisher die Fango-Paraffin-Packung. Sie kann die notwendige Therapiewärme von 50 bis 52 Grad Celsius ideal halten und wird von der Haut gut toleriert. Eine ebenso heiße Aluminiumplatte würde dagegen auf der Haut zu Verbrennungen führen.

Der Nachteil war bisher: Fango-Paraffin-Wärmepackungen konnte man nur in einer Klinik oder in einem großen Massageinstitut anwenden. Man braucht dazu einen eigenen Fango-Wärmeluftofen und ein Fango-Rührwerk zur Wiederverwertung des Materials. Die Fangobleche müssen aufgegossen und gereinigt werden. Fango hinterläßt viel Schmutz. Das Material bröckelt oft, paßt sich nicht immer ideal dem Körper an. Es war daher bisher nicht möglich, daheim Wärmepackungen einzusetzen.

Nun hat man am Forschungsinstitut der Universität von Dayton in Ohio, USA, ein neues Material für Wärmepackungen entwickelt: Lucenta-Therm. Ein sogenanntes PCM-Pulver, eine Kombination aus Pafaffin und Silikat. Wie Fango – natur pur. Paraffin ist Wachs, Silikat ist Kieselsäure.

Hilfe auch bei Sportschäden

Das Material hält 50 Grad Celsius bis zu zwei Stunden und paßt sich optimal dem Körper an. Dank einer Nylonhülle gibt es keinen Schmutz. Die Packung kann immer wieder verwendet werden. Man kann damit rheumatische Beschwerden, degenerative Erkankungen des Bewegungsapparates, aber auch Sportschäden behandeln.

Das neue Lucenta-Therm-Material macht es möglich, daß man nun auch zuhause eine Wärmepackung durchführen kann. Es gibt aus Lucenta-Therm ein Kissen für Brust, Rücken und Lenden, eine Rolle für Hals, Nacken, Schultern und Knie. Man heizt die Packung im Mikrowellenherd bei 600 Watt in vier Minuten auf 70 Grad auf. In einem Backofen mit Umluftwärme dauert es bei 120 Grad acht bis zwölf Minuten. Vor dem Auflegen muß man die Packung fünf Minuten liegen lassen, bis sie sich auf 52 Grad abgekühlt hat. Die Wärmepackungen für daheim kann man in der Apotheke oder in Massageinstituten bestellen.

II. Gesundheit aus Wald und Wiese

Ein alter Spruch lautet: Die Natur ist die beste Apotheke. Und die Forderung vieler Ärzte für Naturheilverfahren heißt: Nicht gleich mit Kanonen auf Spatzen schießen.
Diese Sätze spiegeln auch die Einstellung vieler mündiger Patienten wider, die sich im Zuge der Gesundheitsreform sehr oft bei leichten Beschwerden selbst mit Naturarzneien aus der Apotheke versorgen. Wir wissen heute durch zahllose wissenschaftliche Studien: Viele Heilpflanzen können tatsächlich enorme Hilfe leisten, wenn es darum geht, Schmerzen zu lindern, chronische Beschwerden in den Griff zu bekommen oder Erkältungen rasch zu besiegen.
Sehr oft muß man gar nicht in die Apotheke gehen. In diesem Fall kostet es mitunter gar nichts, wenn man etwas für die Gesundheit tut. Viele Heilpfanzen wachsen in unseren Gärten, auf Wiesen, an Wiesenrändern oder im Wald. Wir brauchen nur zuzugreifen, können uns Tee daraus bereiten oder andere Naturrezepturen damit anwenden. Wichtig ist allerdings, daß man die Pflanzen und die Früchte kennt und daß man weiß, wie man sie wogegen einsetzen kann. Dazu möchte ich Ihnen im folgenden Kapitel praktische Anleitungen geben.

Brennessel gegen Rheuma und Gicht und für besseren Haarwuchs

Die Brennessel ist kein Unkraut

Sie wächst besonders gern am Wiesenrand, auf Feldern und in Gärten, aber auch zwischen Hecken: die Brennessel. Jeder kennt sie, fast jeder hat mit ihr schon Bekanntschaft gemacht und darunter leiden müssen. Die kleinen, feinen, spröden Haare auf den Blättern enthalten eine Flüssigkeit. Wenn man die Brennessel berührt, brechen die Spitzen dieser Haare ab. Die Flüssigkeit ruft auf der Haut Entzündungen und Schmerzen hervor.

Viele verfolgen die Brennessel als Unkraut. Doch sie ist ein Heilkraut, das wir viel mehr für unsere Gesundheit einsetzen sollten.

Die wertvollen Inhaltstoffe, die die Brennessel zu einem Heilkraut machen, sind Acetylcholin, Chlorophyll, Eisen, Kalium Gerbstoffe, Kieselsäure, Calcium, Vitamin C, Serotonin.

Trinken Sie regelmäßig Brennesseltee. Er lindert rheumatische Schmerzen, regt den Stoffwechsel an, wirkt harntreibend und reinigt das Blut. Auch Gichtschmerzen können damit gelindert werden. Die Arbeit der Nieren wird aktiviert. Akne und andere Hautunreinheiten können damit bekämpft werden.

Es gibt zwei Möglichkeiten, Brennesseltee zuzubereiten:

- Pflücken Sie die zarten Brennesselspitzen, gut waschen, klein schneiden. Einen gehäuften Teelöffel des frischen Krautes mit einer Tasse kochendem Wasser übergießen, nur ein bis zwei Minuten zugedeckt ziehen lassen, durchseihen, ungesüßt trinken.
- Vom getrockneten Brennesselkraut (in der Apotheke) werden zwei Teelöffel mit einer Tasse kochendem Wasser übergossen, acht Minuten ziehen lassen. Dann durchseihen und ungesüßt trinken.

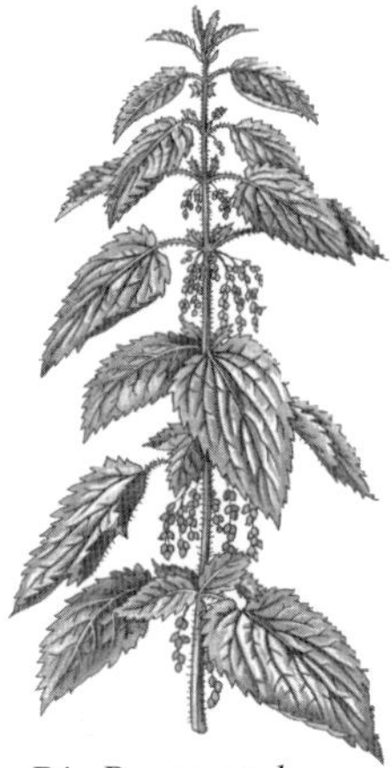

Die Brennessel stärkt das Haar, gibt ihm Glanz und verhindert Haarausfall

Bei einer Kur zur allgemeinen Kräftigung, zur Entgiftung und Entschlackung des Organismus trinkt man drei Wochen lang dreimal täglich eine Tasse Brennesseltee.

Was wenige wissen: Die Brennessel stärkt das Haar, gibt ihm einen schönen Glanz und verhindert Haarausfall. Dazu folgendes Rezept: Fünf ganze, große Brennessel gut waschen, schneiden, in einem Topf mit Wasser bedecken, zum Kochen bringen und 15 Minuten köcheln lassen. Dann durchseihen und damit das Haar spülen.

Wer für diese Prozedur keine Zeit hat, besorgt sich aus dem Reformhaus Brennessel-Frischpflanzensaft und massiert jeden Tag ein Eßlöffel davon in die Kopfhaut ein.

Man kann mit der Brennessel einen hervorragenden Vital-Drink zubereiten, der Kraft für den ganzen Tag gibt: Eine Handvoll frischer Brennesselblätter wird kleingeschnitten und in eine Schüssel mit etwas Wasser gelegt. Nach einer Stunde preßt man die Blätter fest aus und verrührt den Saft mit 1/4 Liter Buttermilch. Langsam trinken.

Auch das uralte Rezept von Pfarrer Kneipp bewährt sich heute noch gegen Rheumabeschwerden: Pflücken Sie ein paar Brennessel und streichen Sie damit, solange diese frisch sind und brennen, mehrmals am Tag über die schmerzenden Körperstellen. Das wird anfangs unangenehm sein, bringt aber im Endeffekt erstaunliche Wirkung.

Löwenzahn gibt Leber und Galle neuen Schwung

Sie kennen sicher alle die saftig-gelben Blüten des Löwenzahns, die im Frühling die Wiese in ein goldenes Meer verwandeln. Die zarten Blätter und Wurzeln dieses Krautes kann man das ganze Jahr über für die Gesundheit nutzen.

Die Hauptwirkstoffe des Löwenzahns in Blättern und Wurzeln sind Bitterstoffe wie Taraxizin, Glykoside, Cholin, Phenolsäure, Asparagin, Enzyme, Kalium, Karotinoide, Kalium, Eisen sowie die Vitamine A und C.

Die bedeutendste Wirkung des Löwenzahns in der Naturmedizin: Leber und Galle bekommen neue Impulse, arbeiten wieder optimal. Aber auch die Funktion der Bauchspeicheldrüse wird verbessert. Die Produktion von Magensäften wird angeregt, die Verdauung verbessert.

Löwenzahn verbessert die Verdauung

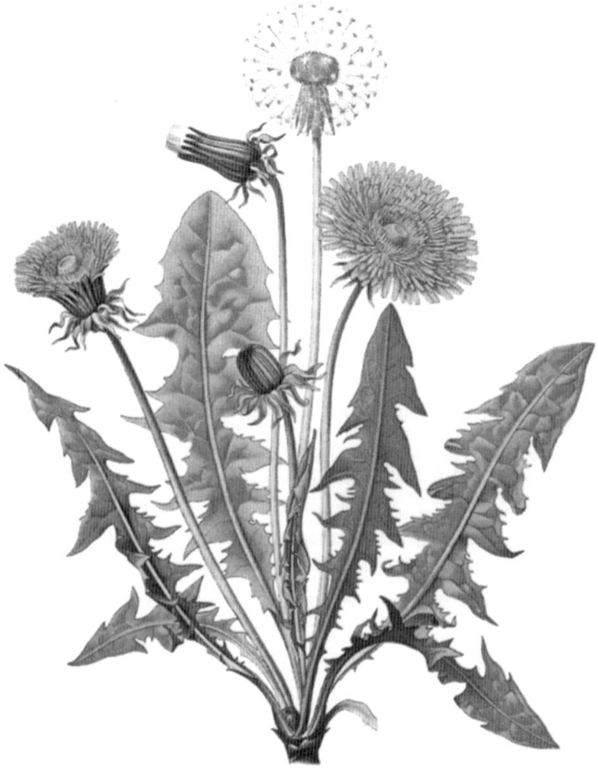

Und so kann man den Löwenzahn von der Wiese für die Gesundheit einsetzen:

- Die frisch gepflückten Löwenzahnblätter werden gut gewaschen, klein geschnitten und mit Marinade und mehren zerdrückten Knoblauchzehen zu einem schmackhaften Salat angerichtet. Man sollte ihn einmal die Woche genießen. Der Salat schmeckt besonders köstlich zu Käse. Am besten eignet sich folgende Marinade dazu: Olivenöl und Apfelessig zu gleichen Teilen mischen, etwas Zitronensaft dazugeben, mit grünem Pfeffer und gehackter Petersilie würzen, eventuell mit ein paar gerösteteten Speckwürfeln.
- Man kann aber auch Löwenzahnblätter kleingehackt unter den Kartoffelsalat oder zum Kopfsalat mischen oder dick auf ein Stück Vollkornbrot mit etwas Butter legen. Dann müssen die Blätter allerdings besonders zart sein.

Löwenzahn ist doppelt so wertvoll wie Spinat

Eine Untersuchung der Weltgesundheitsorganisation (WHO) hat ergeben, daß Löwenzahn als Speise doppelt so wertvoll wie Spinat ist. Sie dürfen aber nicht erschrecken: Wenn Sie Löwenzahnblätter im Salat und auf dem Brot verzehren, bekommen Sie einen starken Harndrang. Das ist die entwässernde Wirkung dieser Wiesenpflanze. Zusätzlich kann man damit auch Verstopfung bekämpfen.

- Sie können aus den Löwenzahnblättern und aus den Wurzeln Tee zubereiten. Sie können diesen Tee auch in der Apotheke kaufen. Hier das Rezept: zwei gehäufte Teelöffel getrocknete Löwenzahnblätter und Wurzeln mit 1/4 Liter kaltem Wasser auf die Herdplatte stellen, einmal aufkochen und dann 20 Minuten ziehen lassen. Durchseihen und drei Wochen lang zweimal täglich eine Tasse trinken.
- Wenn Sie den Löwenzahn selbst von der Wiese holen, dürfen Sie niemals in der Nähe einer Straße oder einer Industrieanlage ernten. Da enthält die Pflanze zu viele Schadstoffe und Gifte. Die Blätter und die klein geschnittenen Wurzeln müssen gut gereinigt und rasch getrocknet werden, damit sie nicht von Pilzen und Bakterien befallen werden.

Sehr sinnvoll ist es auch, eine Dreiwochenkur mit Löwenzahnfrischpfanzensaft zu machen, den man – aus biologischem Anbau – im Reformhaus kaufen kann. Sie nehmen dann drei Wochen lang zum Entschlacken und Entgiften sowie zur Stärkung der Leber zweimal täglich zwei Eßlöffel von dem Saft, mit etwas Wasser verrührt, ein.

Nußblätter – Wirksame Waffe gegen viele Hautprobleme

Sie haben das sicher in freier Natur selbst schon beobachtet: Fast an jedem Wiesenrand wächst zumindest ein Walnußbaum. Seine Blätter und Früchte gehören zum reichen Angebot der Natur.

Im Frühsommer sind für uns vor allem die zarten, jungen Blätter des Baumes interessant. Nur wenige wissen, daß diese Blätter eine wertvolle Naturmedizin sein können. Aber auch die grüne Schale der noch unreifen Walnüsse wird in der Naturmedizin verwendet.

Walnußblätter und die grünen Fruchthüllen enthalten reichlich Gerbstoffe wie Juglanin, das Glykosid Hydrojuglon und das Spurenelement Zink. Gemeinsam wirken diese Substanzen beruhigend auf entzündete Haut ein, können Hautunreinheiten rasch zum Abheilen bringen.

Die heilende Wirkung der Walnuß ist seit langem bekannt

Im folgenden ein paar Rezepte aus alter Zeit, die auch heute von der Naturmedizin anerkannt sind.

Wenn jemand unter Pickel und Akne leidet, sollte man die Haut von innen her reinigen und beruhigen. Dazu macht man drei Wochen lang eine Teekur: Frische, zarte Walnußblätter werden gründllich gewaschen und in schmale Streifen geschnitten. Ein gehäufter Eßlöffel davon wird mit 1/4 Liter kochendem Wasser übergossen. Bloß zwei Minuten ziehen lassen, dann durchseihen und je eine Tasse morgens und abends trinken.

Damit man diese Kur bis in den Winter durchführen kann, muß man Walnußblätter trocknen und in einem Papiersack aufbewahren. Für diesen Tee muß man ein Teelöffel Blätterkraut mit einer Tasse kochendem Wasser übergießen, fünf bis acht Minuten ziehen lassen.

Eine Dreiwochenkur mit diesem Tee macht nicht nur eine zarte, schöne Haut. Der Nußblättertee beruhigt auch schwache Nerven, löst Verkrampfungen, kann Magen- und Darmbeschwerden lindern.

Unsere Großmütter haben den Tee lauwarm auch zum Gurgeln bei Halsschmerzen verwendet. Und man kann parallel zur Trinkkur gegen Hautunreinheiten auch die Haut äußerlich mit dem lauwarmen Tee abends vor dem Zubettgehen – am besten mit einem Wattebausch – reinigen.

Wer der Haut am ganzen Körper etwas Gutes tun möchte, sollte in regelmäßigen Abständen eine Nußblattbad nehmen: Sammeln Sie 1/2 Kilo frische Nußblätter und 1/2 Kilo grüne Nußschalen. Nun gießen Sie in einem Topf zwei bis drei Liter Wasser darüber und kochen das Ganze 45 Minuten. Dann durchseihen und in die Badewanne ins Badewasser gießen. Nach dem Bad müssen Sie warm duschen, weil sonst die Haut eine bräunliche Farbe behält. Das ist auch das Geheimnis, warum früher ältere Menschen ihr Haar mit Nußblätter- und Nußschalentee gewaschen haben. Sie wollten damit graue Haare etwas einfärben.

Bei Frostbeulen an den Füßen ist es sinnvoll, mit dem Nußblättertee Fußbäder durchzuführen. Wer den Nußblättertee zur Beruhigung trinken möchte, sollte ausschließlich zarte, frische Blätter nehmen; man kann auch mit etwas Honig süßen.

Das Weidenröschen stärkt Prostata und Blase

Vielleicht haben Sie diesen Anblick selbst schon genießen können, wenn am Wiesenrand oder mitten in einer Wiese ein Meer von Weidenröschen wächst und mit seinen rosa Blüten weithin leuchtet. Die zarten Blätter und die Blüten des Weidenröschens sind wertvolle Naturprodukte für die Gesundheit des Menschen.

Sowohl in den grünen Blättern als auch in den Blütenblättern sind reichlich Gerbstoffe, Schleimstoffe, Ceryl-Alkohol und vor allem die Substanz Sitosterin enthalten. Von ihr weiß man, daß sie der Blase von Mann und Frau Kraft gibt und daß sie einer Prostatavergrößerung beim Mann vorbeugen, eine bereits vorhandene Vergrößerung positiv beeinflussen kann. Das Weidenröschen wirkt aber auch entzündungshemmend und drüsenanregend.

Weidenröschentee läßt sich einfach herstellen

Man kann das Weidenröschen von Mai bis September ernten. Man schneidet die zarten, schmalen Pflanzen mit Blüten ab, zerkleinert sie ganz und trocknet sie im Schatten. Aufbewahren muß man das getrocknete Kraut in gut verschließbaren Gefäßen, die es vor Licht schützen. Man bekommt Weidenröschen aber auch in der Apotheke.

Die Anwendung des Weidenröschens erfolgt in Form von Tee. So wird er zubereitet: zwei Teelöffel getrocknete Blätter und Blüten des Weidenröschens werden mit 1/4 Liter kochendem Wasser übergossen. Dann einmal kurz aufkochen, danach zugedeckt zehn Minuten ziehen lassen. Schließlich durchseihen. Man trinkt im Rahmen einer Kur drei Wochen lang zweimal täglich eine Tasse, am besten lauwarm und ungesüßt.

Wenn Frauen den Weidenröschentee zur Stärkung einer schwachen Blase oder einer Reizblase nutzen wollen, müssen Sie ihn über einen längeren Zeitraum trinken. Das bedeutet: drei Wochen trinken, danach eine Woche aussetzen, dann wieder drei Wochen trinken. Nimmt man den Tee durchgehend zu sich, gewöhnt sich der Organismus an die Inhaltsstoffe, die Wirkung läßt nach.

Dasselbe gilt auch, wenn Männer ab 50 Jahren den Tee zur Vorbeugung und zur Behandlung der gutartigen Prostatavergrößerung einsetzen wollen. Die Erfolge dabei sind beachtenswert, aber man muß vorsichtig sein: Bei einer vorhandenen Vergrößerung der Prostata darf der Tee immer nur in Absprache mit dem behandelnden Arzt eingenommen werden. Der Weidenröschentee kann niemals die ärztliche Therapie ersetzen. Er kann aber nach neuesten medizinisch-wissenschaftlichen Erfahrungen eine sinnvolle und erfolgreiche Unterstützung sein.

Das Weidenröschen läßt sich auf vielfältige Weise zubereiten

Unsere Großmütter haben nicht nur aus Weidenröschen Tee zubereitet und getrunken. Sie haben die zarten grünen Blätter und Blütenblätter auch zu einem Salat verarbeitet oder sanft gedünstet als Gemüse serviert. Auch dabei kommen die gesundheitlichen Effekte für die Blase und Prostata zur Geltung.

Man kann aber den Weidenröschentee auch lauwarm zum Gurgeln verwenden. Damit klingen Entzündungen an der Mundschleimhaut rasch wieder ab. Auch entzündetes Zahnfleisch beruhigt sich schnell.

Vorsicht: Verwechseln Sie das niedrigwachsende Weidenröschen nicht, wie es viele tun, mit der Heckenrose.

Das Gänseblümchen hilft bei Verstauchungen und Husten

Das Gänseblümchen ist eine kleine, niedrige, eher unscheinbare Pflanze, die vier bis zehn Zentimeter hoch wird und das ganze Jahr überblüht. Die Blütenköpfe – innen gelb und außen weiß – geben jeder Wiese ein zauberhaftes Aussehen. Sie schließen sich nachts und bei Regen. Und sie schauen tagsüber immer zur Sonne. Früher nannte man das Gänseblümchen auch Tausendschön oder Maßliebchen.

Das Gänseblümchen sieht nicht nur schön aus. Es ist auch eine wertvolle Naturarznei. Blätter und Blüten enthalten viele Vitamine, Saponine, ätherische Öle, Gerb- und Farbstoffe sowie heilende Schleimsubstanzen. Seit der Renaissance kennt man die gesundheitsfördernden Eigenschaften dieser Wiesenblume. Damals hat man das Gänseblümchen zur Wundbehandlung und bei Brustleiden eingesetzt. Heute ist eine Reihe von Wirkungen medizinisch nachgewiesen. Hier die möglichen äußeren Anwendungen:

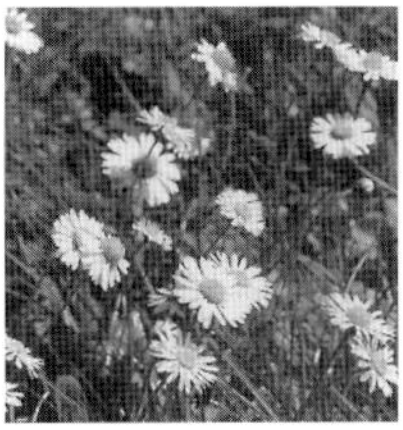

Gänseblümchen sehen nicht nur schön aus

- Bei Verstauchungen und Verrenkungen werden die frischen Blätter und Blüten gereinigt und zerstoßen. So werden sie auf die betroffenen Körperstellen aufgelegt, damit diese schneller heilen.
- Bei Hautentzündungen, Blutergüssen, Geschwüren und Ausschlägen bereitet man Gänseblümchentee zu. Entweder man taucht ein Leinentuch in den lauwarmen Tee und legt das Tuch – leicht ausgewrungen – auf die betroffenen Hautstellen. Oder man gießt drei Liter Gänseblümchentee ins Badewasser und badet darin 15 bis 20 Minuten.
- Bei Quetschungen hat sich folgendes Naturrezept bewährt: Frisch gepflückte Gänseblümchen werden gewaschen, fein gehackt und mit kaltgepreßtem Olivenöl zu einem Brei vermischt. Man trägt die Paste auf die schmerzenden Stellen auf und läßt sie zwei Stunden einwirken. Man kann damit auch erfolgreich blaue Flecken auf der Haut bekämpfen, die man sich beim Anstoßen an einem harten Gegenstand geholt hat.

Doch man kann das Gänseblümchen auch innerlich einsetzen:
- Man trinkt zweimal täglich eine Tasse Gänseblümchentee gegen Katarrh der Atemwege, gegen Schleimhusten, bei Magen- und Darmstörungen sowie bei Durchfall. Der Tee ist auch harntreibend und reinigt das Blut.
- Hier das Rezept für den Gänseblümchentee: zwei Teelöffel getrocknete Gänseblümchenblätter und -blüten werden mit 1/4 Liter kochendem Wasser übergossen. 10 bis 15 Minuten zugedeckt ziehen lassen. Dann duchseihen und immer lauwarm und ungesüßt trinken.

Man kann Gänseblümchen getrocknet in der Apotheke oder im Reformhaus kaufen. Wenn man sie selbst sammelt, muß man die Blüten und Blätter bei trockenem Wetter pflücken, auf Packpapier ausbreiten und in der Sonne oder im Schatten trocknen. Vorsicht: Die Gänseblümchen müssen in freier Natur oder im Garten wachsen, weitab vom Straßenverkehr oder von Industrieanlagen. Sonst sind sie stark umweltbelastet und können zu einer gesundheitlichen Gefahr werden. Wer den Stoffwechsel anregen möchte, kann die frischen Blütenköpfe der Gänseblümchen – gut gewaschen – dem Salat, der Suppe oder dem Gemüse beimischen. Das sieht obendrein hübsch aus.

Die Schafgarbe stärkt die Leber und bekämpft Rheumabeschwerden

Auf sonnigen und trockenen Wiesen fühlt sich die Schafgarbe besonders wohl. Ihren Namen hat die Heilpfanze bekommen, weil Schafe und Ziegen mit Magen- und Darmstörungen instinktiv viel davon fressen, damit sie schnell wieder gesund werden.

Die Schafgarbe ist ein Korbblütler, der bis zu 50 Zentimeter hoch wird. Sie blüht von Juni bis September und hat viele kleine gelbe Blütenköpfe, die sich in flachen weißen Trugdolden befinden. Für medizinische Zwecke werden die Knospen und Blätter kurz vor der Blüte geerntet. Die wertvollen Inhaltstoffe der Schafgarbe sind ätherische Öle, Harze, Gerbstoffe, Glykoside, Schutzsäuren, Phosphor, Kalium und mehrere Stickstoffverbindungen. Damit kann man medizinisch viel erreichen. Die Schafgarbe wirkt antispetisch, blutstillend, harntreibend, krampflösend. Sie beruhigt auch den Darm.

In den letzten Jahren haben Ärzte die Erfahrung gemacht, daß man mit der Schafgarbe erfolgreich die Leber stärken, Magen- und Gallenbeschwerden lindern und nächtliche Wadenkrämpfe bekämpfen kann. Man kann das Heilkraut aber auch gegen Kopfschmerzen einsetzen und damit sogar vorzeitige Adernverkalkung bremsen.

Eine Anwendung ist in Vergessenheit geraten: Die Schafgarbe löst schmerzhafte Krämpfe an den monatlichen Tagen der Frau und unterbindet zu starke Blutungen. Darauf weist bereits ein Spruch aus dem Mittelalter hin: »Die Schafgarbe im Leib tut wohl jedem Weib!«

Viele rheumatische Beschwerden können von der Schafgarbe gelindert werden. Man kann die Schafgarbe als Tee, als Frischpfkanzensaft und als Urtinktur verwenden.

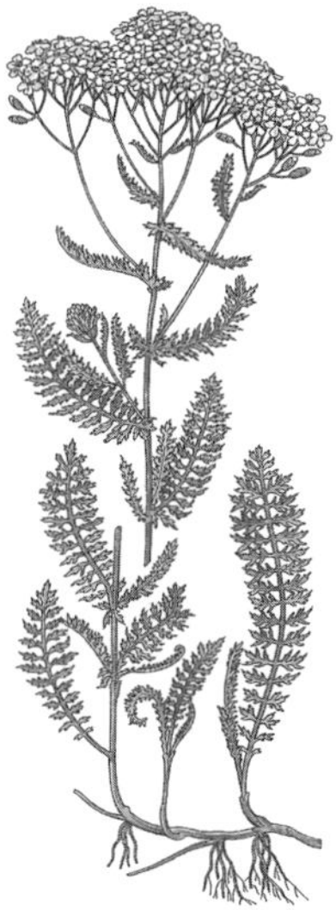

Die Schafgarbe entschlackt und entgiftet den Organismus

- Hier das klassische Rezept für den Schafgarbentee: zwei gehäufte Teelöffel Schafgarbenkraut, entweder selbst geerntet, getrocknet und zerkleinert oder aus der Apotheke, werden mit 1/4 Liter siedendem Wasser übergossen. 10 bis 15 Minuten zugedeckt ziehen lassen, durchseihen. Zweimal täglich eine Tasse lauwarm und ungesüßt trinken, am besten morgens und abends.
- Im Reformhaus gibt es die Schafgarbe auch in Form von Frischpflanzenpreßsaft. Man nimmt etwa 14 Tage lang zweimal täglich zwei Eßlöffel von diesem Saft und verrührt ihn mit etwas Wasser. Das ist eine sehr empfehlenswerte Kur zum Entschlacken und Entgiften des Organismus.

- Gegen Frauenbeschwerden, nächtliche Wadenkrämpfe, Cellulite und Hämorrhoiden ist es sinnvoll, ein Schafgarbenbad zu nehmen. 100 Gramm getrocknetes Schafgarbenkraut wird mit einem Liter siedendem Wasser überbrüht. 15 Minuten lang ziehen lassen, durchseihen, die zurückgebliebenen Kräuterreste noch einmal ausdrücken. Diesen Sud in die Badewanne zum Badewasser gießen und 20 Minuten darin baden. Es gibt im Reformhaus, in der Drogerie und in der Apotheke auch fertige Schafgarbebadeextrakte.
- Schießlich kann man gegen Verdauungsstörungen und Menstruationsprobleme eine homöopatische Schafgarben-Tinktur (in der Apotheke) einsetzen. Man nimmt dreimal täglich 10 bis 15 Tropfen in etwas Wasser verrührt.

Wer ganz allgemein und vorbeugend die entspannende und entkrampfende Wirkung der Schafgarbe nützen möchte, sollte dieses Wiesenkraut immer wieder kleingehackt Salaten, der Kartoffelsuppe, dem Rührei oder dem Quark beifügen.

Die Ringelblume – Naturarznei für die Haut und bei Venenproblemen

Schon Hildegard von Bingen empfahl den Einsatz der Ringelblume

Ursprünglich stammt die Ringelblume aus dem Orient und aus dem Mittelmeerraum. Ihre leuchtend gelben Blüten kann man auf der Wiese ebenso bewundern wie in vielen Bauern- und Kräutergärten. Sie blüht von Mai bis Oktober. Und die Blüten sind auch die eigentliche Naturarznei. Sie sind reich an ätherischen Ölen, an Bitterstoffen, Betacarotin, Harzen, Enzymen, Schleimstoffen, Fruchtsäuren und Vitamin C.

Man sammelt die gelben Blütenköpfe bei schönem, trockenem Wetter, trocknet sie im Schatten vor. Dann zupft man die einzelnen Blütenblätter aus und läßt sie komplett trocknen.

Schon Hildegard von Bingen empfahl den Einsatz der Ringelblume gegen Hautprobleme aller Art. Im 19. Jahrhundert ist die Pflanze dann weit überbewertet worden. Man setzte sie – ohne Erfolg – gegen Krebs ein. Heute weiß man aus zahllosen Untersuchungen, daß die Inhaltsstoffe der Ringelblume entzündungshemmend, krampflösend, schweißtreibend und sehr beruhigend auf die Haut wirken.

Daraus ergeben sich viele Behandlungsmöglichkeiten:

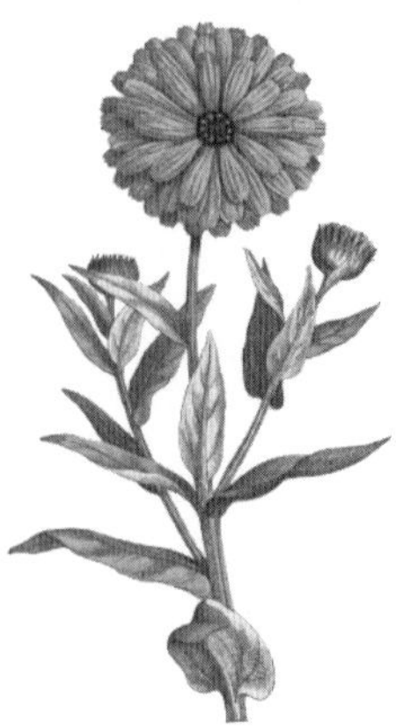

Ringelblumentee ist gut gegen Akne

- Ringelblumentee eignet sich bestens zum Einsatz gegen Hautentzündungen und gegen Akne. Man kann die Heilung von Wunden beschleunigen und von innen Venenprobleme bekämpfen.
- Hier das Rezept für den Tee: zwei gehäufte Teelöffel getrocknete Ringelblumenblüten mit 1/4 Liter kochendem Wasser übergießen, zehn Minuten zugedeckt ziehen lassen, durchseihen. Zweimal täglich eine Tasse lauwarm und ungesüßt trinken. Der Tee macht an kalten Sommertagen von innen angenehm warm.
- Speziell bei Hautproblemen kann man den Tee auch für Umschläge nutzen. In diesem Fall taucht man in den lauwarmen Tee ein Leinentuch, wringt es etwas aus und legt es auf die betroffenen Hautstellen auf.
- Wer seine Haare besonders verwöhnen möchte, sollte sie einmal in der Woche mit Ringelblumentee spülen.
- Bei Entzündungen im Mund und Rachen sollte man mit dem Tee gurgeln.
- Wer nach langen Wanderungen schmerzende Füße hat, sollte ein Fußbad mit Ringelbumentee nehmen.

Bei Verstauchungen, Prellungen und Venenerkrankungen – speziell auch bei Krampfadern – reibt man regelmäßig Ringelblumensalbe ins betroffene Gewebe ein. Die Salbe kann man fertig in der Apotheke oder im Reformhaus kaufen. Man kann sie aber auch selbst herstellen.

- Hier ein Rezept: 500 Gramm Schweineschmalz werden in einem Topf erhitzt. Sechs Hände voll Ringelblumenblüten werden nun bei mäßiger Hitze 30 Minuten lang in das Fett eingerührt. Das Fett darf nicht rauchen und nicht braun werden. Danach müssen sie 6 Stunden bei 50 Grad Celsius ziehen. Jetzt seiht man alles durch ein Tuch, füllt die noch flüssige Salbe in verschließbare Gläser und bewahrt sie kalt auf.
- Ein anderes Rezept: Frische, feingehackte Ringelblumenblüten werden zu gleichen Teilen mit Butter verrührt. Einmal aufkochen lassen, durchseihen und die Salbe in Tiegel gießen. Wenn man Halsschmerzen hat, taucht man in die noch flüssige Ringelblumenbutter ein Leinentuch, legt es um den Hals und bindet ein trockenes Tuch darüber. Sechs Stunden einwirken lassen. Bei Bronchitis legt man das Leinentuch auf die Brust.

Heidelbeeren gegen Durchfall, Darmkatarrh und Sehschwäche

Im Juli, August und September leuchten die reifen Heidelbeeren an Sträuchern. Wenn sie wild wachsen, findet man sie meist am Wiesenrand, wo der Wald beginnt. In der Naturmedizin setzt man die blauen Früchte, aber auch die Blätter des Strauches ein.

Die frischen, reifen Früchte bestehen zu 90 Prozent aus Wasser. In den restlichen zehn Prozent aber befinden sich sehr wertvolle Substanzen: Gerbstoffe, Säuren, Vitamin A und sämtliche B-Vitamine, Hydrochinon und vor allem – als Hauptwirkstoff – der Pflanzenfarbstoff Anthocyan. Er ist ein natürliches Antibiotikum.

In der Medizin werden vor allem getrocknete Heidelbeeren verwendet

Die Blätter der Heidelbeere enthalten Hydrochinon, Flavone und Arbutin, aber auch Glukokinine und organische Säuren. Das sind alles Stoffe, die den Blutzuckerspiegel etwas senken. Daher werden die Blätter, als Tee zubereitet, unterstützend zur ärztlichen Therapie mit Erfolg bei Altersdiabetes eingesetzt. Man kann mit dem Tee aber auch Augen- und Mundschleimhautentzündungen behandeln. Hauptsächlich aber werden in der Naturmedizin die getrockneten Heidelbeeren verwendet, die es in der Apotheke als Arzneimittel gibt.

- Hier das Rezept für den Tee: zwei gehäufte Teelöffel kleingehackte Heidelbeerblätter werden mit 1/4 Liter kochendem Wasser übergossen. Zehn Minuten ziehen lassen, durchseihen. Bei Altersdiabetes trinkt man zweimal täglich eine Tasse. Bei Augenentzündungen taucht man einen Wattebauschen in den lauwarmen Tee und wäscht die Augen dreimal am Tag aus. Gegen Mundschleimhautentzündung gurgelt man mehrmals am Tag mit dem Tee.
- Bei Magen- und Darm-Beschwerden, vor allem aber bei Durchfall kaut man über den Tag verteilt etwa 50 Gramm getrocknete Heidelbeeren.
- Aus den getrockneten Heidelbeeren kann man auch einen Tee zubereiten: drei Eßlöffel von den Früchten werden mit 1/2 Liter kaltem Wasser übergossen und müssen zehn Minuten lang kochen. Dann durchseihen. Man trinkt gegen Durchfall viermal täglich eine Tasse. Bei Zahnfleischentzündung gurgelt man mehrmals am Tag mit dem Tee.

Heidelbeeren bringen nach einer Darmgrippe oder nach einem Darmkatarrh ganz schnell wieder Ordnung in die Verdauung. Der blaue Farbstoff sowie die Gerbstoffe hemmen das Wachstum von

Bakterien, stärken die Darmschleimwand und helfen, die Darmflora – die Welt der positiven Darmbakterien – wieder aufzubauen.

Das geschieht am besten mit einer Heidelbeersaftkur. Besorgen Sie sich aus dem Reformhaus sogenannten Heidelbeermuttersaft. Das ist Fruchtsaft aus schonender Pressung, der nicht nachträglich gesüßt wurde. Von diesem Saft trinkt man zur Stärkung der Darmschleimhaut, aber auch gegen andere Verdauungsstörungen, über den Tag verteilt 1/4 Liter.

Hilfe gegen die Nikotinsucht?

Wer sich das Rauchen abgewöhnen möchte, sollte tagsüber immer wieder einen Schluck Heidelbeersaft einige Zeit im Mund lassen. Das nimmt die Sehnsucht nach dem Nikotin.

Da man sich beim Essen von wildwachsenden Heidelbeeren mit dem Fuchsbandwurm infizieren kann, sollte man besser Beeren aus kontrolliertem Anbau kaufen. Zumindest darf man niemals von wilden Sträuchern gepflückte Heildelbeeren ungewaschen essen.

Spitzwegerich stärkt die Atemwege, heilt Husten und löst Verschleimung

Der Spitzwegerich ist auch als Hustenkraut bekannt

Dem Spitzwegerich gefällt es an trockenen Plätzen am Wegesrand, neben Feldern und Wiesen. Die ausdauernde Pflanze zeigt ihre weißen, feinen Blüten von Mai bis September. Für die Naturmedizin kann man den ganzen Sommer die lanzettförmigen Blätter sammeln. Im Volksmund nennt man den Spitzwegerich auch das Hustenkraut, weil die Wirkstoffe der Blätter die Atemwege stärken, schleimlösend wirken und das Abheilen von Husten enorm beschleunigen.

Spitzwegerichblätter enthalten Glykoside, Saponine, Bitterstoffe, einen tanninähnlichen Stoff, Schleimstoffe, Zucker, ein spezielles Chlorophyll, die Vitamine A, C und K sowie viele Spurenelemente. Das Zusammenspiel dieser Wirkstoffe macht die heilende Kraft der Pflanze aus. Sie hat eine stark antibiotische Wirkung.

Und so können Sie Hustensirup zubereiten: Schichten Sie eine drei Zentimeter dicke Lage aus frischen Spitzwegerichblättern in ein Glas oder Steingutgefäß. Darauf kommt eine Lage von ein Zentimeter Zucker. Dann wieder Spitzwegerichblätter, wieder Zucker. Schichten Sie solange, bis das Glas voll ist. Mit Pergamentpapier verschließen und einen Monat gären lassen. Der Sirup, der dabei entsteht, wird bei Husten täglich eingenommen. Erwachsene nehmen drei Eßlöffel, Kinder drei Teelöffel, jeweils morgens, mittags und abends.

Es ist aber auch sehr sinnvoll, Spitzwegerichtee gegen Husten zu trinken. Vier frische Spitzwegerichblätter werden gewaschen und fein geschnitten. Man kann auch ein Teelöffel getrocknete, zerkleinerte Blätter (in der Apotheke) verwenden. Die Menge wird mit eine Tasse kochendem Wasser übergossen. Fünf Minuten zugedeckt ziehen lassen. Täglich drei bis vier Tassen, mit etwas Honig gesüßt, trinken.

Wer keine Zeit hat, Spitzwegerichrezepte selbst zuzubereiten, sollte in der Apotheke Spitzwegerichkraut-Fluid-Extrakt kaufen. Erwachsene nehmen davon dreimal täglich ein Eßlöffel, Kinder dreimal ein Teelöffel. Der Extrakt hat eine starke Bronchosernwirkung. Das heißt, daß das Abhusten erleichtert, der Hustenreiz gelindert wird und Entzündungen im Rachenbereich bekämpft werden. Da der Extrakt zuckerfrei ist, kann er auch von Diabetikern eingenommen werden.

Spitzwegerich läßt sich aber auch gegen andere gesundheitliche Probleme einsetzen:

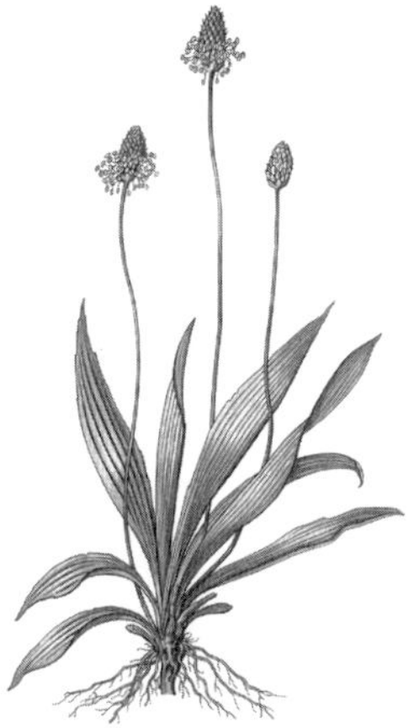

Spitzwegerich

- Wenn Sie von einem Insekt gestochen worden sind, zerreiben Sie ein frisches Spitzwegrichblatt und legen es auf die Stichstelle.
- Wenn Sie eine schlecht heilende Wunde oder eine Fieberblase behandeln wollen, tragen Sie etwas erwärmtes Spitzwegerichöl auf. Das müssen Sie selbst herstellen: Eine Handvoll Spitzwegerichblätter fein schneiden, in ein Glas füllen und mit kaltgepreßtem Olivenöl oder Sonnenblumenöl übergießen. Dann drei Wochen an der Sonne stehen lassen und zwischendurch schütteln. Schließlich durchseihen, in eine dunkle Flasche füllen und kühl lagern.

Sie können die zarten Spitzwegerichblätter aber auch in der Küche verwenden, als Würze wie Bärlauch oder Löwenzahn. Sie werden fein gehackt auf den Salat oder auf die Suppe gestreut. Man kann daraus mit Sauerrahm auch eine Soße zubereiten.

Die weiße Taubnessel beruhigt, stärkt und fördert den Schlaf

Sie wächst in ganz Europa an Dorfwegen, Bahndämmen, an Zäunen, Hecken und Wiesenrändern: die weiße Taubnessel. Sie hat einen starken, kantigen Stengel, der mit herzförmigen Blättern bewachsen ist. In der Blattachsel des oberen Stengelteils sprießen die weißen Blüten. Die ganze Pflanze ist mit feinen Borsten versehen. Wenn sie nicht blüht, sieht sie der Brennessel sehr ähnlich. In der Naturmedizin werden vor allem die weißen Blüten verwendet.

Diese Blüten sind reich an heilsamen, wertvollen Substanzen: Aminosäuren, Flavonoide, Gerbstoffe, Glykoside, Schleimstoffe, Cholin, Rutin, Gerbstoffe und viele Pfanzensäuren. Diese Stoffe wirken beruhigend, harntreibend, schmerzlindernd und entzündungshemmend.

Die Taubnessel hilft bei Menstruationsbeschwerden

In der Volksheilkunde ist die weiße Taubnessel sehr beliebt. Sie gilt als wirksames Heilmittel gegen Frauenleiden, vor allem gegen schmerzhafte, unregelmäßige und schwache Menstruation. Die weiße Taubnessel stärkt aber auch den gesamten Organismus und fördert das ruhige Einschlafen sowie das ungestörte Durchschlafen.

Und so wird das Heilkraut eingesetzt: vier Eßlöffel der getrockneten, zerkleinerten Blütenköpfe werden mit einem Liter kochendem Wasser überbrüht. Nur eine Minute zugedeckt ziehen lassen, dann durchseihen. Über den Tag verteilt ungesüßt trinken. Zur Förderung eines ruhigen Schlafes sollte man einen Teelöffel Honig in eine Tasse Tee einrühren. Als Schlaftee eignet sich die Taubnessel vor allem bei älteren Menschen.

Man kann die weiße Taubnessel aber auch äußerlich anwenden, und zwar in Form eines Taubnesselbades zur Stärkung der Nerven sowie zur Kräftigung des gesamten Organismus. Acht Eßlöffel Taubnesselblüten werden mit zwei Liter kochendem Wasser übergossen. Das ganze muß 30 Sekunden leicht kochen. Dann durchseihen und in das Badewasser gießen, 20 Minuten darin baden. Dann mindestens eine Stunde im Bett nachschwitzen und ruhen. Es ist sinnvoll, zweimal die Woche ein solches Bad zu nehmen. Wenn man Hämorrhoiden bekämpfen möchte, nimmt man Sitzbädern in lauwarmem Tee aus der weißen Taubnessel.

Man kann aber auch die Atemwege stärken, vor allem gegen bodennahes Ozon. Man bereitet einen Liter Taubnesseltee wie für ein Wannenbad zu und atmet zehn Minuten lang die aufsteigenden Dämpfe ein. Die ätherischen Öle des Krautes wirken entzündungshemmend.

Man kann allerdings die stärkende Kraft des Heilkrautes auch in der Küche nutzen. Zu diesem Zweck sammelt man junge, zarte Taubnesselblätter und wäscht sie gründlich. Sie werden drei Minuten lang in leicht gesalzenem Wasser gekocht, abgegossen, feingehackt und wie Blattspinat verarbeitet.

Sehr kräftigend ist es auch, wenn man die rohen, kleingehackten Blätter und Blüten mit anderen Kräutern auf den Kopfsalat oder über andere Salate streut.

Wer die weißen Taubnesselblätter oder die Blüten selbst sammelt, darf das nur in freier Natur tun, weitab von Straßenverkehr und Industrieanlagen. Blüten und Blätter müssen bei schönem, trockenem Wetter geerntet und im Schatten auf Papier getrocknet werden.

Lavendel gegen Bluthochdruck, Nervosität und Hautprobleme

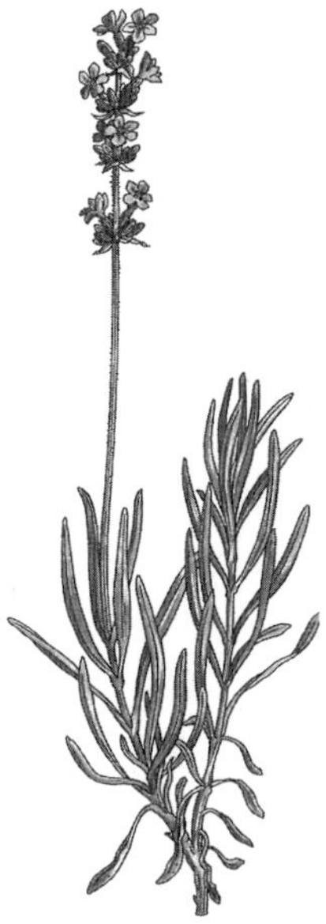

Lavendel ist ein Bakterienkiller

Bis Anfang September blüht der wilde Lavendel auf Wiesen und an Wiesenrändern in steinig-trockenem Hügelgelände. Der Lavendel ist in der heutigen Zeit eine wichtige Naturarznei, die von der modernen Schulmedizin auch anerkannt ist.

Die Heilpflanze stammt aus Persien, den Namen hat sie von den Römern in der Antike. Man hat damals Lavendelessenz zur Beruhigung der Nerven eingenommen und auch ins Badewasser gegeben. Und da Waschen lateinisch ›lavare‹ heißt, entstand daraus die Bezeichnung Lavendel. Die Lavendelblüten müssen mittags bei Sonnenschein geerntet werden. Da enthalten sie die meisten ätherischen Öle. Das sind die beiden Hauptwirkstoffe:

- Lavendelblüten enthalten bis zu 45 Prozent Linalyt-Azetat. Das ist eine Heilsubstanz, die auch für den Duft verantwortlich ist. Linalyt-Azetat beruhigt die Nerven, löst Verkrampfungen, entspannt, tröstet bei einem seelischen Tief, besänftigt, macht Mut und fördert die Ausschüttung des Hormons Serotonin für positives Denken.
- Lavendelblüten enthalten aber auch Linalol. Diese Substanz ist ein Bakterienkiller, wirkt antiseptisch und entzündungshemmend.

Man kann die Kraft des Lavendels für die Gesundheit in verschiedener Weise nützen: als Lavendelöl, als Lavendelwasser, als Lavendelfluidextrakt, als Lavendeltee, als homöopathische Lavendeltinktur und als Badezusatz. Und das sind die erfolgreichsten Naturrezepte mit Lavendel gegen viele Alltagsbeschwerden:

- Wer Schlafprobleme hat, sollte vor dem Zubettgehen die Schläfen mit Lavendelöl (in der Apotheke) einreiben. Geben Sie zusätzlich

20 Tropfen auf einen nassen Wattebausch in eine Schale und stellen sie diese zum Bett. Oder geben Sie ein paar Tropfen direkt aufs Kopfkissen.

- Wenn Sie tagsüber unruhig und abgeschlagen sind und eine angenehme Raumatmosphäre schaffen wollen, geben Sie in eine Dessertschale mit Wasser 30 Tropfen Lavendelöl und zehn Tropfen Zitronenöl.
- Wenn Sie rheumatische Schmerzen lindern, Streß abbauen und das Bindegewebe stärken wollen, massieren Sie die schmerzenden Stellen oder den ganzen Körper mit folgender Mischung ein: Auf ein Eßlöffel Olivenöl kommen fünf Tropfen Lavendelöl. Damit kann man auch leichte Bauchschmerzen bekämpfen.

Die Kraft des Lavendel läßt sich in verschiedener Weise nutzen

- Bei erhöhtem oder zu hohem Blutdruck kann man mit täglich zwei Tassen Lavendeltee Erfolg haben. Man badet zusätzlich zweimal die Woche in einer Wanne, in die zum Badewasser vier Liter Lavendeltee gegossen werden. Und so wird der Tee zubereitet: zwei Teelöffel getrocknete Lavendelblüten mit einer Tasse kochendem Wasser übergießen, acht Minuten zugedeckt ziehen lassen. Durchseihen.
- Geben Sie vier Tropfen Lavendelöl in ein Glas lauwarmes Wasser und gurgeln Sie damit mehrmals am Tag jeweils eine Minute. Das hilft gegen Halsschmerzen.
- Wenn Sie unterwegs nervös werden: Öffnen Sie ein Fläschchen mit Lavendelöl und riechen Sie einfach daran.
- Für alle, die unter lästigen Pickeln auf der Haut leiden: Tränken Sie mehrmals am Tag ein Wattestäbchen mit Lavendelöl und betupfen Sie damit die betroffenen Hautstellen. Damit wird eine Desinfektion und somit die Heilung eingeleitet.

Heublumen gegen Rheuma, Stressfolgen und Müdigkeit

Überall im Land werden im Herbst zum zweiten Mal im Jahr die Wiesen geschnitten, wird die zweite Heuernte bei den Bauern eingebracht. Und da hat eine Naturarznei besonders intensive Wirkung: die Heublumen. Wenn das Heu im Schuppen auf der Tenne gelagert wird, fallen die trockenen Blüten, Blatteile und feinste Gräser zu Boden. Das sind dann die Heublumen. Stammen sie von einer biologischen Wiese, stellen sie eine uralte Arznei dar, die bereits mit großem Erfolg Pfarrer Kneipp einsetzte.

In Heublumen sind an die tausend Wirkstoffe enthalten

Aus Laboruntersuchungen und Beobachtungen im elektronischen Mikroskop weiß man heute, was man früher nur vermuten konnte: In einer Handvoll Heublumen sind rund 50 Pflanzensorten vertreten. Sie enthalten an die tausend natürliche Wirkstoffe. Dazu gehören wasserlösliche Farbsubstanzen, Harze, aber auch ätherische Öle. Als Hauptwirkstoff in den Heublumen gilt das Kumarin vom Ruchgras, ein kampferähnlicher Stoff, der den Kreislauf stärkt. Zweifelsohne kommen in den Gräsern aber auch Spurenelemente zur Wirkung.

Man kann sich Heublumen vom Bauern holen. Man kann sie aber auch in der Apotheke oder in der Drogerie kaufen. Heublumenbehandlungen helfen bei rheumatischen Beschwerden, bei Gelenkentzündungen, bei Hautausschlägen, bei Leber-, Galle- und Nierenproblemen, bei Magen- und Darmkoliken, bei Kreislaufschwäche, Nervosität, Streßbelastung, aber auch bei Müdigkeit und Erschöpfung.

Die Wirkstoffe der Heublume gelangen zum Teil durch die Hautporen bis ins Blut oder werden eingeatmet. Vorsicht: Heublumen dürfen jeweils nur für eine Behandlung verwendet werden. Danach muß man sie wegwerfen. Und man sollte wissen, daß Heublumen, die ein Jahr alt sind, keine Wirkstoffe mehr enthalten. Heublumen muß man trocken lagern. Wenn sie feucht werden, sind sie wertlos.

Und so kann jeder die Heublumen zuhause als wirksame Therapie einsetzen:

- Beim Heublumensack füllt man ein paar Hände voll Heublumen in einen kleinen Leinensack und läßt diesen in etwa 20 Minuten über einem Topf mit aufsteigendem Wasserdampf heiß werden. Der Sack darf nicht im Wasser liegen. Ideal ist eine Wasserdampftemperatur von 42 Grad Celsius. Dann den Sack etwas abkühlen lassen und auf die schmerzende Stelle auflegen, ein trockenes Tuch darüber legen. Eine Stunde einwirken lassen.
- Beim Heublumenbad stellt man in einem Topf fünf bis sieben Handvoll Heublumen mit kaltem Wasser zu, läßt einmal aufkochen und dann 1/2 Stunde ziehen. Danach ins Badewasser gießen, das etwa 37 Grad Celsius haben sollte, 15 bis 20 Minuten darin baden. Dann eine Stunde im Bett ruhen.
- Beim Heuwickel oder bei Heublumenauflagen wird ein Leinentuch in die Heublumenbrühe, die man fürs Wannenbad zubereitet, eingetaucht und gemeinsam mit zwei trockenen Tüchern auf die

betreffenden Körperstellen aufgetragen. Darüber kommt eine Decke. Eine Stunde einwirken lassen.
- Beim Heublumeninhalieren atmet man die Dämpfe der Heublumenbrühe ein, idealerweise etwa zehn Minuten lang.

Tausendguldenkraut vertreibt den Alkoholkater und schlechte Laune

Mit leuchtenden rosa Blüten, die wie kleine Sterne aussehen, macht sich das Tausendguldenkraut bis Ende September auf unseren Wiesen bemerkbar. Die Blüten dieses Enziangewächses öffnen sich weit bei schönem, sonnigen Wetter, an trüben und kalten Sommertagen bleiben sie geschlossen.

Die wichtigsten Inhaltsstoffe des Tausendguldenkrautes sind sehr starke Bitterstoffe, die auch noch in einer Verdünnung von 1 zu 2000 bitteres Aroma verbreiten. Weiters enthält die Pflanze ein sehr intensives ätherisches Öl, Wachse, Harze und Nikotinsäureverbindungen.

All diese Substanzen sind für die Heilwirkung des Tausendguldenkrautes verantwortlich. Es hemmt Gärprozesse im Magen und Darm, regt die Verdauung an, aktiviert die Speicheldrüsen, stärkt den Magen, bekämpft Verstopfung, verhindert Blähungen, unterstützt die Arbeit von Leber und Galle und schafft damit gute Voraussetzungen für gute Laune und Wohlbefinden. Man setzt es auch bei Appetitlosigkeit ein.

Die Pflanze wird bis Ende September – zur Blütezeit – geerntet. Sie wird fünf Zentimeter über dem Boden abgeschnitten und an einem schattigen, luftigen Ort zum Trocknen in Sträußen aufgehängt. Man erhält das Tausendguldenkraut in der Apotheke.

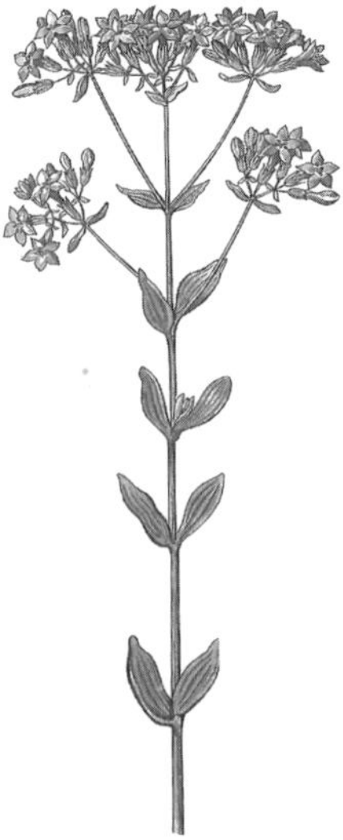

Tausendguldenkraut gegen schlechte Laune

Und das sind Naturrezepte mit dem Tausendguldenkraut, die jeder anwenden kann:

- Bei Verdauungsbeschwerden und zur Anregung des Appetits trinkt man dreimal täglich 30 Minuten vor den Mahlzeiten jeweils eine Tasse. So wird der Tee zubereitet: 1/2 Teelöffel getrocknetes, kleingeschnittenes Tausendguldenkraut acht Stunden in 1/4 Liter kaltem Wasser ansetzen, dann abseihen. Kalt trinken.
  Ein anderes Teerezept: eine Prise getrocknetes Tausendguldenkraut mit einer Tasse kochendem Wasser übergießen, acht Minuten

ziehen lassen, durchseihen, lauwarm trinken. Ist der Tee zu bitter, dann schwächer dosieren.
- Eine Tasse von dem Tee hilft auch schnell wieder auf die Beine, wenn man zu viel Alkohol getrunken und einen Kater hat. Man trinkt dann am Morgen nach der durchzechten Nacht eine Tasse in kleinen Schlucken.
- Der österreichische Kräuterpfarrer Hermann Josef Weidinger hat die Erfahrung gemacht: Wer einmal die Woche einen Tausendguldenkraut-Teetag einhält, kann übermäßige Fettpolster im Körper abbauen und der Gastritis vorbeugen, stärkt die Leber und baut schlechte Laune ab.
- Man kann sich mit dem Kraut auch selbst einen Magenbitter zubereiten: zwei Teelöffel getrocknetes Tausendguldenkraut, eine Prise Wermut, zwei Prisen Kamillenblüten, die Schale von einer unbehandelten Bio-Orange werden mit einem Liter Weißwein in einem Glasgefäß übergossen. Dann muß das Glas eine Woche lange verschlossen stehen. Danach abfiltern, in eine Flasche füllen und täglich ein Likörglas davon trinken. Der Wein fördert den Appetit und gilt als allgemeines Stärkungsmittel.
- Man kann auch eine Tinktur gegen Magenbeschwerden selbst herstellen. 20 Gramm getrocknetes Tausendguldenkraut muß 14 Tage lang in einem Liter Obstbrand angesetzt werden. Dann muß man durchseihen. Man nimmt vor jeder Mahlzeit 10 bis 15 Tropfen.

Gänsefingerkraut – Hilfe für die Tage der Frau

Die unscheinbare Pflanze bietet vielfältige Behandlungsmöglichkeiten

Überall dort wo es am Rande eines Dorfes oder an einem See eine Wiese gibt, wächst in unseren Breiten das eher unansehnliche, bescheiden wirkende Gänsefingerkraut. Den Namen hat es im Mittelalter bekommen, da dieses üppig wachsende Kraut mit Leidenschaft von Gänsen gefressen wurde. Manche kennen die Heilpflanze auch unter dem Namen Anserine.

Es handelt sich um gefiederte, an der Unterseite weißlich behaarte Blätter mit einem 15 bis 25 Zentimeter hohen, unbehaarten Stengel. Von Mai bis September trägt die Pflanze große, gelbe Blüten. Das Kraut wird zur Blütezeit ohne Wurzel gesammelt und schonend an einem schattigen und luftigen Ort getrocknet. Die wertvollen Inhaltsstoffe sind Gerbstoffe, Bitterstoffe, Saponine, Harze und Zucker-Verbindungen.

Zu Großmutters Zeiten nannt man das Gänsenfingerkraut auch ›Krampfkraut‹. Schon damals setzte man es ein, um die Schmerzen der Frauen an ihren monatlichen Tagen zu lindern. Man bereitete aus dem Gänsefingerkraut einen Heiltee zu, der auch heute noch seine Gültigkeit hat.

Hier das Rezept: zwei Teelöffel des zerkleinerten, getrockneten Krautes werden mit einer Tasse kochendem Wasser übergossen. Dann fünf Minuten zugedeckt ziehen lassen, durchseihen, mindestens zwei- oder dreimal täglich eine Tasse lauwarm und ungesüßt trinken.

Dieser Tee hilft nicht nur bei schmerzhaften Tagen der monatlichen Periode der Frau. Er wird von der ländlichen Bevölkerung oft auch bei Wadenkrämpfen, Darmkatarrh, Durchfall, Blähungen, Herzbeklemmungen und Husten getrunken. Gegen Zahnfleischentzündung gurgelt man mit dem warmen Tee mehrmals am Tag.

Man kann das Heilkraut auch mit Milch zubereiten: Ein Eßlöffel zerkleinertes, trockenes Gänsefingerkraut und einen Teelöffel Kümmel in 1/4 Liter Milch aufkochen, duchseihen, lauwarm werden lassen. Morgens und abends eine Tasse trinken.

Gänsefingerkraut kann Schmerzmittel ersetzen

Mehr als die Hälfte aller Frauen und Mädchen leiden unter Regelbeschwerden. Es handelt sich dabei um krampfartig auftretende Schmerzen im Unterleib, die sehr oft bis in den Rücken ausstrahlen. Sie beginnen meist einen Tag vor Regelbeginn und halten bis zum Ende der Periode an. Parallel dazu treten Übelkeit, Erbrechen, Kopfschmerzen und allgemeines Unwohlsein auf.

Mancher wird nun fragen, warum die meisten Frauen und Mädchen an ihren Tagen im Monat zu starken Schmerzmitteln greifen, wenn es doch die natürliche Hilfe durch das Gänsefingerkraut gibt. Die Antwort ist einfach: Bei vielen Frauen wirkt der Tee nicht, zwei bis drei Tassen liefern oft zu wenig Wirkstoffe. Unsere Großmütter haben am Tag häufig zwei bis drei Liter davon konsumiert, um weniger Schmerzen zu haben.

Wissenschaftler haben vor ein paar Jahren die Wirkstoffe des Heilkrautes nach strengsten, modernen Kriterien geprüft. Dabei konnte die überlieferte Tradition voll bestätigt werden, allerdings mit dem Hinweis, daß Gänsefingerkraut nur in hohen, konzentrierten Dosierungen von 300 Milligramm wirkt. Und zwar wirkt es genau auf die Gebärmutter und verhindert damit die schmerzauslösenden Krämpfe. Wer also keine großen Mengen vom Tee trinken will, kann den hochdosierten Extrakt aus dem Gänsefingerkraut in Dragee-Form (in der Apotheke) einnehmen.

Johanniskraut vertreibt depressive Stimmungen

Man kann das Johanniskraut in ganz Europa finden: meist auf Wiesen am Waldesrand, an Flußufern und auf felsigen Böschungen. Die Pflanze wird knapp einen Meter hoch. Die schmalen Blätter haben kleine Punkte. Das sind Drüsen, aus denen ätherische Öle ausströmen. Die gelben Blütensterne des Johanniskrautes entfalten sich am schönsten zur Sommersonnenwende, dem Johannistag. Daher kommt auch der Name des Krautes. Wenn man die Blütenblätter zwischen den Fingern zerrreibt, tritt roter Saft aus.

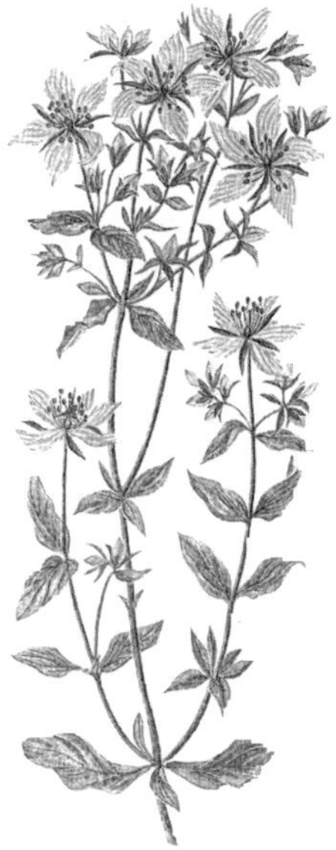

Johanniskraut

Dieser rote Saft enthält die entscheidenden Wirkstoffe der Heilpflanze, allen voran das Hypericin. Bei den anderen Substanzen handelt es sich um ätherisches Öl, um Harze und Gerbstoffe.

Das Johanniskraut zählt zu den ältesten Heilpflanzen der Welt. Es wurde erstmals als hilfreiche Arznei von Plinius erwähnt, im Jahr 79 nach Christi Geburt. Griechen und Römer setzten es ein, um böse Gerister fernzuhalten.

Im Mittelalter wurde das Johanniskraut ganz besonders von dem großen Heiler und Arzt Paracelsus geschätzt. Er schrieb ihm geheimnisvolle Kräfte zu und setzte es gegen ›doll machende Geister‹ ein. In den Jahrzehnten danach nannte man das Johanniskraut im Volksmund ›Sonnenschein für die Seele‹, weil man bereits die heilsame Wirkung bei seelischen Verstimmungen erkannte.

Man setzte das Johanniskraut in erster Linie als Tee ein, der nach folgendem Rezept zubereitet wird: Ein gehäufter Teelöffel Johanniskrautblüten (in der Apotheke) wird mit einer Tasse kochendem Wasser übergossen, fünf Minuten ziehen lassen. Durchseihen, ungesüßt trinken.

Erst in den Jahren nach 1950 gingen Wissenschaftler dieser traditionellen Überlieferung nach. Es gab die ersten medizinischen Erfahrungsberichte. Im Jahr 1979 wurde dann die erste kontrollierte klinische Studie durchgeführt, deren Ergebnisse aufhorchen ließen.

In den folgenden Jahren wiesen namhafte Wissenschaftler nach, daß es möglich war, in bestimmten Fällen bei depressiven Verstimmungen an Stelle von nebenwirkungsreichen Psychopharmaka Johanniskraut in hoher Dosierung einzusetzen. Damit gelang der Heilpflanze der Durchbruch für eine anerkannte Naturarznei gegen psychovegetative Störungen, depressive Verstimmungen, Ängste und nervöse Unruhe. Genau dafür ist das Johanniskraut seit 1984 vom Bundesgesundheitsamt auch offiziell zugelassen.

In den letzten Jahren haben namhafte Meidziner wie der Neurologe Prof. Dr. Woelk von der Universität Gießen und die Berliner Ärztin und Psychotherapeutin Dr. Barabara Grube in Studien nachgewiesen, daß das Johanniskraut bei depressiven Verstimmungen, aber auch bei Wechseljahrproblemen hervorragend helfen kann. Man spart oft starke Medikamente.

Man weiß heute auch, warum das Johanniskraut stimmungsaufhellend wirkt: Der Extrakt erhöht im Gehirn die Nervenbotenstoffe Noradrenalin und Serotonin. Seit all diesen Erkenntnissen wird das Johanniskraut aber kaum mehr in Form von Tee eingesetzt. Vielmehr führen Ärzte heute Therapien mit hochdosiertem Johanniskraut in Form von Jarsindragees oder Kiradragees aus der Apotheke durch.

Holunder stärkt die Atemwege und schützt vor Erkältungen

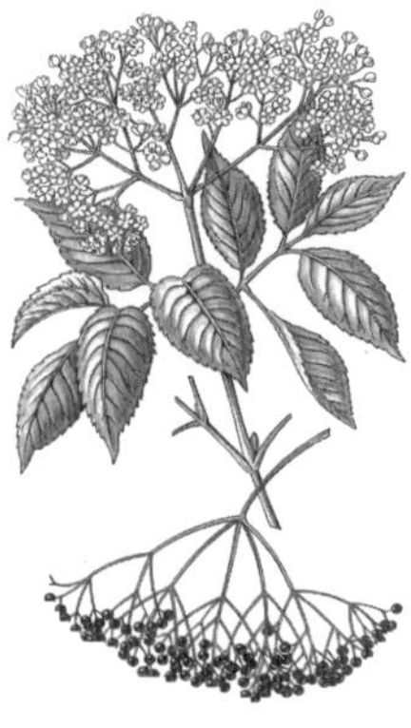

Holunder

Aus Höhlenzeichnungen weiß man, daß es ihn schon in der Steinzeit gegeben hat. Griechen und Römer haben ihn bereits als Arznei eingesetzt: den Holunder. Und seither wächst er als Baum oder Strauch am Rande von Wiesen und Wegen, in großen und kleinen Gärten.

Unsere Großmütter kannten einen Spruch: »Vor einem Holunderstrauch muß man den Hut ziehen!« Sie wollten damit sagen, daß man den Holunder vielfältig einsetzen kann: die weißen Blüten im Frühling und die schwarzen Beeren im Herbst.

Die weißen Blüten enthalten ätherische Öle wie Palmitinsäure, Linolsäure und Linolensäure. Besonders wichtig ist Rutin, eine Substanz, die unsere Blutgefäße stark macht. Man kann aus den Blüten eine erfrischende, moussierende Limonade brauen, Holunderblütensirup herstellen oder sie im Backteig essen. Und man kann einen Tee zubereiten, wenn man eine Erkältung mit einer Schwitzkur austreiben möchte.

Hier das Rezept für den Holunderblütentee: Zwei Teelöffel getrocknete Holunderblüten (in der Apotheke) werden mit einer Tasse kochendem Wasser übergossen. Zehn Minuten zugedeckt ziehen lassen, dann durchseihen. Man trinkt drei bis vier Tassen am Tag. Fürs Gesundschwitzen ist es auch sinnvoll, für den Tee einen Teelöffel Holunderblüten mit einem Teelöffel Lindenblüten zu mischen.

Sehr wirksam ist es, mit lauwarmem Holunderblütentee bei Halsschmerzen und Heiserkeit mehrmals am Tag zu gurgeln.

Im Herbst erntet man die schwarzen Holunderbeeren, die in großen Dolden an den Bäumen oder Sträuchern hängen. Die Beeren haben von allen Obstarten in unseren breiten den höchsten Gehalt an B-Vitaminen und sorgen daher für gute, starke Nerven, für schöne Haut, für ein gesundes Blut, für glänzende Haare und feste Muskeln. Sie sind aber auch reich an Vitamin C und stellen damit einen Schutz gegen Infektionen in der Erkältungszeit dar.

Holunder stärkt die Nerven

Holunderbeeren liefern aber auch viel Vitamin A für die Sehkraft und für die Atemwege. Sie enthalten große Mengen an Eisen für unser Blut und für die Vitalität.

Holunderbeeren haben einen äußerst hohen Gehalt am Spurenelement Selen, das entscheidend am Aufbau der Immunkraft beteiligt ist. In konzentrierter Form finden sich in den Beeren Flavonoide und Pflanzenfarbstoffe, die unsere Blutgefäße vor frühzeitiger Alterung und vor Umweltgiften schützen.

Man kann mit dem regelmäßigen Essen von reifen Holunderbeeren die Durchblutung verbessern, die Blutgefäße stärken und Gifte aus dem Körper abtransportieren. Und man kann sich stark machen gegen Radioaktivität. An der Universität in Frankfurt hat man nachgewiesen, daß Holundersaft mit Honig ein guter Schutz für Patienten ist, die oft zum Röntgen müssen.

Wer sich im Herbst und im Winter vor einer Erkältung schützen will, sollte jeden Tag 1/4 Liter Holundersaft (im Reformhaus erhältlich) trinken. Das ist übrigens auch eine wertvolle Naturarznei zum Stärken der Bronchien und der gesamten Atemwege. Der Holundersaft löst nicht nur die Verschleimung in den Atemwegen und bringt Erleichterung, er bekämpft darüber hinaus Entzündungen, lindert Reize und verstärkt wieder die Filterfähigkeit von angegriffenen Bronchien. Damit ist er gerade auch ein wichtiges Getränk für Raucher.

Schlehdorn – Arznei für Blase und Niere

Er hat im Frühling schneeweiße Blüten, zeigt das ganze Jahr über dunkle Dornen und trägt im Herbst blauschwarze Beeren in seinem verästelten Buschwerk: Der Schlehdornstrauch. Er wächst an Wiesen- und Waldesrändern, aber auch mitten in der Heide, und wird bis zu drei Meter hoch. Vögel lieben den Schlehdornstrauch zum Nisten, weil sie dort vor Mardern und Katzen sicher sind.

Die Schlehenfrüchte – auch Sauerpflaumen genannt – schmecken herb und sauer. Man sollte sie im Spätherbst erst dann ernten, wenn der erste Frost die Beeren weichgemacht hat. Da man sie aber sehr oft pflücken muß, um sie vor den Vögeln zu retten, kann man sie – als Frostersatz – auch kurz in die Tiefkühltruhe legen.

Jede Menge Schlehenkerne in der Nähe von Pfahlbauten beweisen, daß bereits vor 4000 Jahren die Menschen die Früchte des Schlehdornstrauches genossen haben. Seit damals hat der Saft der sauren Früchte in der Volskheilkunde einen bedeutenden Stellenwert. Um die Jahrhundertwende war der Schlehdornsaft in erster Linie ein Stärkungsmittel, das nach einer Krankheit die Genesung beschleunigen sollte. Diese vitalisierende Kraft kann jeder selbst auch heute noch testen. Wenn man sich müde fühlt, verrührt man einfach 5 Eßlöffel Schlehensaft in ein Glas Wasser und trinkt die Mischung in kleinen Schlucken. Man ist binnen weniger Minuten wieder fit. Sehr bewährt hat sich der Schlehensaft als Gurgelmittel bei Mund-, Hals- und Zahnfleischentzündungen. Dazu gibt man in ein Glas lauwarmes Wasser zwei Eßlöffel Schlehensaft. Bereits Hildegard von Bingen hat den Schlehensaft – mit Honig versetzt – als Mittel gegen Gichtanfälle und Magenschwäche empfohlen.

Schlehdornsaft hat eine reinigende Wirkung

Die moderne Medizin schätzt den Schlehensaft für die Behandlung der Blase und der Niere. Der herbe Saft hat eine reinigende Wirkung.

Man kann Schlehensaft im Reformhaus kaufen. Man kann ihn aber ganz einfach auch selbst zubereiten: Zwei Kilo reife, vom Frost erweichte Früchte gut waschen, zerdrücken und mit zwei Liter kochendem Wasser übergießen. Zwei Tage stehen lassen, danach kurz aufkochen und schließlich durch ein Sieb treiben. Jetzt rührt man in den roten Saft 200 Gramm Birnendicksaft und den Saft einer halben Zitrone. In sterilisierte Flaschen abfüllen. ein Eßlöffel davon unverdünnt am Morgen gibt Kraft und Schwung für den ganzen Tag. Man verrührt aber meistens drei Eßlöffel in ein Glas Wasser und trinkt in kleinen Schlucken.

Der Heileffekt der Schlehenfrüchte ist in erster Linie auf die Gerbstoffe und vielen organischen Säuren zurückzuführen, die sie enthalten.

Man muß die Früchte nicht stets zu Schlehensaft verarbeiten. Man kann sie auch trocknen und kaut sie dann bei Verdauungsstörungen und Problemen der Harnwege. Die Blüten, die man im Frühjahr für die Teezubereitung erntet, sind reich an Glykosiden,

Gerbstoffen, Vitamin C und Bio-Flavonoiden. Hier das Teerezept: Zwei Teelöffel getrocknete Schlehdornblüten (in der Apotheke) werden mit einer Tasse Wasser kurz aufgekocht. Dann fünf Minuten ziehen lassen, durchseihen, lauwarm trinken. Der Tee wird bei leichter Verstopfung, bei Husten, bei Magenbeschwerden und zum Entschlacken und Abnehmen getrunken: täglich zwei bis drei Tassen, und zwar ungesüßt.

Sanddorn schützt vor Erkältungen und Vergeßlichkeit

Der Sanddorn ist ein dorniger Strauch, der es gern hell hat. Ursprünglich wuchs er auf sandigen Stränden an der Meeresküste. Heute wächst er bei uns an Wiesenrändern und als Zierstrauch in vielen Gärten. Er kann bis zu vier Meter hoch werden.

Für die Naturmedizin sind nur die Beeren des Strauches von Bedeutung, die gereift weithin durch die Natur leuchten. Wenn sie vollreif, prall und orangerot sind, werden sie von September bis November geerntet. Man muß sie allerdings unbedingt vor dem Frost pflücken, sonst platzen sie auf.

Die heilkräftige Wirkung des Sanddorns für den Menschen wurde erst im Laufe des Mittelalters erkannt. In der Antike wurden Tiere damit versorgt. Pferde bekamen Sanddornbeeren ins Futter, damit das Fell mehr Glanz bekam und sich darin kein Ungeziefer festsetzen konnte. Seit etwa 100 Jahren werden die Sanddornbeeren ganz besonders in Finnland und den anderen Nordländern geschätzt, weil man sich damit stark gegen Erkältungen machen kann.

Sanddorn hat zehnmal mehr Vitamin C als Orangen oder Grapefruits

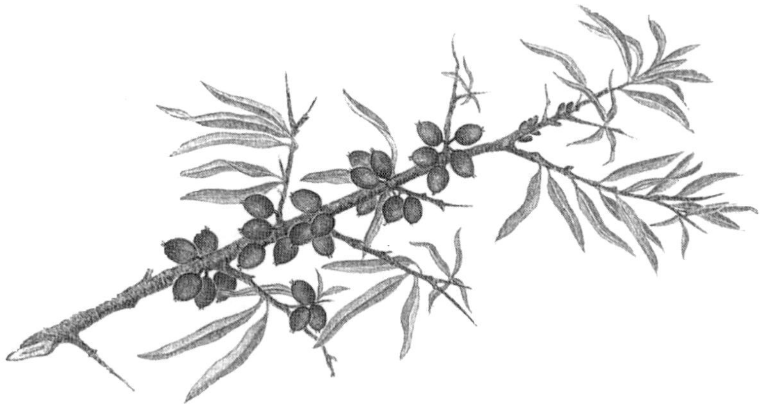

Die Inhaltsstoffe der Sanddornbeeren sind beachtlich. Sie enthalten zehnmal mehr Vitamin C als Orangen oder Grapefruits. Weiters sind sie reich an den Vitaminen A, E, B 1, B 2, B 3, B 6, B 12, an Folsäure, Betacarotin, an ungesättigten Fettsäuren sowie den Mineralstoffen Magnesium und Calcium.

Sanddorn läßt sich einfach in den täglichen Speiseplan einbauen

Speziell in der kalten Jahreszeit sollte jeder die Sanddornbeeren in den täglichen Speiseplan einbauen; als Saft, Sirup, Mus, Marmelade oder Kompott. Sie können sehr viel für unsere Gesundheit beitragen:

- Mit Sanddorn kann man die natürlichen Abwehrkräfte gegenüber Erkältungen stärken.
- Man kann damit geistige und körperliche Kraft tanken.
- Sanddornbeeren sind Muntermacher. Sie können bei jungen Menschen und bei Senioren in kurzer Zeit die Leistungsfähigkeit erhöhen.
- Sanddornbeeren oder Sanddornsaft machen stark gegen Streß und tragen dazu bei, daß bereits vorhandene Streßbelastungen schnell wieder abgebaut werden können.

Man bekommt Sanddornsaft und Sanddornmus im Reformhaus. Man kann aber auch den Saft selbst herstellen. Hier das einfache Rezept: 500 Gramm zerdrückte Sanddornbeeren werden 15 Minuten lang mit etwas mehr als 1/8 Liter Wasser auf kleiner Flamme gekocht. Dann durchpassieren, nach Belieben mit Honig süßen und heiß in Flaschen abfüllen.

Sehr beliebt ist eine Sanddorn-Saft-Kur. Sie wirkt gegen Konzentrationsstörungen, gegen körperliches und geistiges Schwächegefühl, gegen eine einfache Erkältung, aber auch gegen einen grippalen Infekt. Die Saftkur fördert die Rekonvaleszenz nach einer Krankheit. Sie hilft der werdenden Mutter, besser die Schwangerschaft zu überstehen. Außerdem ist die Kur ein sehr gutes Hausmittel gegen Zahnfleischbluten und Zahnfleischschwund.

Auch in der Kosmetik wird Sanddornsaft eingesetzt. Er macht die Haut frischer und jugendlicher, weil er die Durchblutung fördert. Tauchen Sie einen Wattebausch in Sanddornsaft und reiben Sie das Gesicht damit ein. Zehn Minuten einwirken lassen. Dann mit kalten Wasser abwaschen.

Die Mariendistel hilft der Leber und beseitigt Seitenstechen

Die Mariendistel stammt aus dem Orient und dem Mittelmeergebiet, in unseren Breiten wächst sie auch wild. Man findet sie sehr oft inmitten steiniger Wiesen, an Wegrändern und auf Viehweiden. Sie besitzt einen üppigen, rotvioletten Blütenkopf mit dornigen Hüllenblättern. Die Pflanzenblätter selbst sind grün-weiß marmoriert und dornig gezähnt. Sie gilt als die schönste Distel.

Ihren Namen hat die Pflanze von den weißen Streifen auf den Blättern. Man erzählte sich in alten Zeiten: Das ist Milch von der Mutter Gottes, die sie verloren hat, als sie mit dem kleinen Jesus an der Brust vor der Verfolgern des Herodes flüchtete.

In der französischen Küche und im Orient wird die Mariendistel als Delikatesse geschätzt. Man verwendet die jungen Blätter für Salate und bereitet die geschlossenen Blütenköpfe wie Artischockenböden zu.

In der Medizin werden das Kraut, der Samen und die Früchte genutzt. Geerntet wird im Spätsommer und im Frühherbst. Die medizinische Wirkung der Mariendistel ist auf mehrere Inhaltsstoffe zurückzuführen: Ätherische Öle, Bitterstoffe, Pflanzenfarbstoffe, Harze, Tyramin und den Hauptwirkstoffen Silybin und Silymarin.

Man findet bereits in den Arzneibüchern der Antike den Hinweis, daß man mit der Mariendistel erstaunliche Erfolge bei der Behandlung von Leberschäden erzielen kann.

Heute setzt man die Heilpflanze gezielt gegen funktionelle Störungen der Leber, gegen Umweltbelastungen, gegen Erkankungen der Galle und der Milz, bei Fettleber und in manchen Fällen sogar bei Diabetes und Leberzirrhose ein.

Eine besonders wichtige Aufgabe erfüllt die Mariendistel als Hilfe für die Leber: Sie verzögert das Eindringen von Giften und anderen Schadstoffen in die Leberzellen. Zugleich aktiviert sie Abwehrstoffe in der Leber und unterstützt sie beim Entgiften.

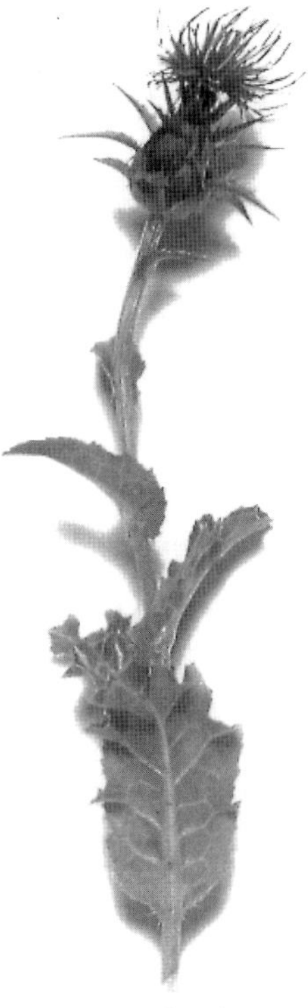

Die Mariendistel stammt aus dem Orient und dem Mittelmeergebiet

Wer also lange Zeit geraucht hat, wer regelmäßig Alkohol trinkt, wer auf Grund einer Krankheit regelmäßig Medikamente nehmen muß, wer aber auch durch andere Umwelteinflüsse eine angegriffene Leber hat, sollte mit einer Mariendistelkur die Leber stark machen. Sehr erfolgreich kann man damit auch den Gallenfluß fördern. Man bereitet dazu Mariendisteltee aus den Samen der Heilpflanze.

Hier das Rezept: Ein gehäufter Teelöffel zerkleinerter Mariendistelsamen wird mit einer Tasse kochendem Wasser übergossen.

Zehn bis fünfzehn Minuten zugedeckt ziehen lassen, durchseihen. Täglich drei bis vier Tassen trinken. Bei starker Belastung der Leber kann man nach drei Wochen eine deutliche Verbesserung spüren.

Man kann aber auch das Kraut der Heilpflanze verwenden. Auch daraus wird Tee zubereitet: 1/2 Teelöffel zerkleinertes, getrocknetes Mariendistelkraut wird mit einer Tasse kochendem Wasser übergossen, acht Minuten zugedeckt ziehen lassen, durchseihen, täglich zwei bis drei Tassen trinken. Auf Grund des hohen Gehaltes an Tyramin kann man mit diesem Tee außer Leberbeschwerden auch Herz-Kreislauf-Störungen, Venenleiden und Seitenstechen bekämpfen.

Man sollte die Mariendistel aber besser immer nur nach Absprache mit dem Arzt einsetzen. Was viele nicht wissen: Eine große Anzahl von medizinischen Präparaten zur Behandlung der Galle und der Leber wird in der Medizin aus der Mariendistel gewonnen.

Sowohl der Distelsamen als auch das Distelkraut sind in der Apotheke erhältlich.

Die Hagebutte macht stark gegen Erkältungen im Winter

Die Hagebutte hat eine vorbeugende Wirkung

Wenn wir im Herbst durch die Natur gehen, leuchten uns überall an Wiesenrändern und in Gärten die roten Hagebuttenfrüchte von den Heckenrosensträuchern entgegen. Diese gibt es in ganz Europa. Wie man durch Funde aus der Nähe von Pfahlbauten weiß, wurden Hagebutten bereits von den Menschen der Vorzeit gesammelt.

Die Hagebutten werden alljährlich nach dem ersten Frost geerntet und getrocknet. Dazu werden die vollreifen Früchte aufgeschnitten. Die Kerne werden herausgelöst, das Fruchtfleisch wird zerkleinert und sollte bei 40 Grad Celsius rasch trocknen.

In den Hagebutten befinden sich große Mengen an Vitamin C. Durch eine ganz spezielle biochemische Zusammensetzung ist dieses Vitamin derart konstruiert, daß es auch erhalten bleibt, wenn man die Hagebutten, etwa für die Verwendung als Tee, längere Zeit erhitzt.

Aus diesem Grund ist die Hagebutte eine wertvolle Frucht, wenn wir uns in Erkältungszeiten vor Infektionen schützen wollen. Aber auch wenn wir bereits erkältet sind, ist es sinnvoll, regelmäßig Hagebuttentee zu trinken. Man wird schneller gesund. Außerdem hat der Tee eine leicht abführende und harntreibende Wirkung.

Und hier das Rezept für den Tee: Zwei gehäufte Teelöffel zerkleinerte Hagebuttenfruchtschalen werden mit 1/4 Liter Wasser zugestellt und zehn Minuten lang bis zum Sieden erhitzt. Dann sofort durchseihen und lauwarm trinken. Am besten nimmt man zwei- oder dreimal täglich diesen Tee zu sich.

Man sollte aber auch die Kerne der Hagebutten sammeln, trocknen und aufheben. Man bereitet damit einen Tee, den man sehr erfolgreich gegen Nieren- und Blasenleiden einsetzen kann. Hier das Rezept: zwei Teelöffel Hagebuttenkerne werden mit 1/4 Liter kaltem Wasser zugestellt und müssen zum Kochen gebracht werden. Dann zehn Minuten ziehen lassen, durchseihen. Zweimal täglich eine Tasse lauwarm trinken. Die Hagebutten enthalten außer Vitamin C noch Vitamin A, B 1, B 2, K und P, aber auch Gerbsäure, Fruchtsäuren, Zuckerarten, Aromastoffe, ätherische Öle und Vanillin.

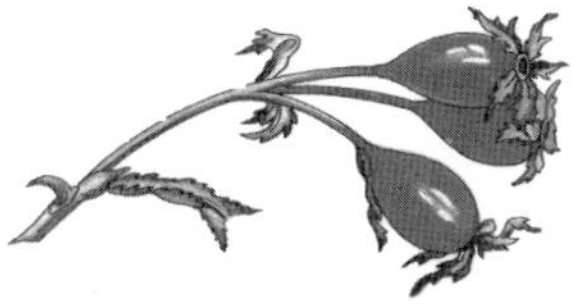

Wer mit Hagebuttentee gurgelt, festigt sein Zahnfleisch

Man kann all diese Wirkstoffe hervorragend tanken, wenn man aus den Hagebutten ohne Erhitzen eine Rohkonfitüre zubereitet. Und so wird das gemacht: Die Hagebutten werden nach der Ernte aufgeschnitten, von Härchen und Kernen befreit. Dann werden sie zerhackt und mit Honig zu einer Masse verrührt. Diese köstliche Konfitüre hält im Kühlschrank nicht länger als fünf bis sechs Tage, ist aber ein Stück geballte Vitalkraft aus der Natur. Ein Teelöffel dieser Konfitüre, den man im Mund zergehenläßt, verscheucht ganz schnell Müdigkeit und Trägheit. Wie wertvoll sie ist, beweist die Tatsache, daß ein Teelöffel davon den gesamten Bedarf an Vitamin C eines erwachsenen Menschen für einen Tag deckt.

Neueste wissenschaftliche Untersuchungen haben ergeben: Wer regelmäßig Hagebuttentee trinkt, aktiviert eine Reihe von Enzymen im Körper, die am Aufbau der Abwehrkräfte beteiligt sind. Aber auch die Blutbildung wird durch den Tee unterstützt und verbessert. Wer damit gurgelt, kann das Zahnfleisch festigen, aber auch leichte Zahnschmerzen lindern. Und nach einer Wintererkältung kann man mit dem Trinken von Hagebuttentee schneller wieder zu Kräften kommen.

Eines aber muß man wissen: Auch wenn man die getrockneten Hagebutten noch so vorbildlich aufbewahrt, haben sie nach einem Jahr keine Wirkstoffe mehr in sich. Da muß man zur neuen Ernte greifen.

Mit Wiesenkräutern gegen Halsschmerzen

Vor langer Zeit wuchsen unsere heutigen wichtigsten Heilkräuter in wilder Form mitten in den saftigen Wiesen vieler Almen. Die wertvollsten Wildkräutergebiete Europas liegen seit jeher im Schweizer Kanton Bern inmitten der Juraalpen. Kein Wunder, daß gerade hier, in der heutigen malerischen Stadt Laufen, im Mittelalter von Mönchen in den Klöstern der Gegend die Wildkräuter zu Heilpflanzen herangezogen wurden.

Heute befinden sich hier große biologische Anbaugebiete, die streng überwacht und kontrolliert werden; für Spitzwegerich, Frauenmantel, Eibisch, Pfefferminze, Thymian, Salbei, Schlüsselblume, Andorn, Bibernelle, Ehrenpreis, Malve, Schafgarbe und Zitronenmelisse – fast alles Heilpflanzen, die in den prächtigsten Farben blühen. Die geernteten und getrockneten Kräuter gehen von hier als Heilmittel rund um die Welt, werden aber auch hier zu einer Köstlichkeit verarbeitet, die man speziell in der kalten Jahreszeit bei Atemwegsproblemen, Husten und Heiserkeit einsetzt. Die ursprüngliche Form stammt aus der Zeit unserer Ur-Ur-Ur-Großmütter. Sie ernteten wilde Kräuter, reinigten und zerkleinerten sie und vermischten sie mit erhitztem, karamelisiertem Zucker. Das war die Geburtsstunde der heutigen Hals- oder Hustenbonbons.

Lange Zeit wurde der medizinische Wert dieser Bonbons, die auch als Schweizer Kräuterzucker in die Geschichte eingegangen sind, belächelt. Inzwischen liegen aber eindeutige wissenschaftliche Studien vor. Dr. Angelika Neureither, praktische Ärztin und Ärztin

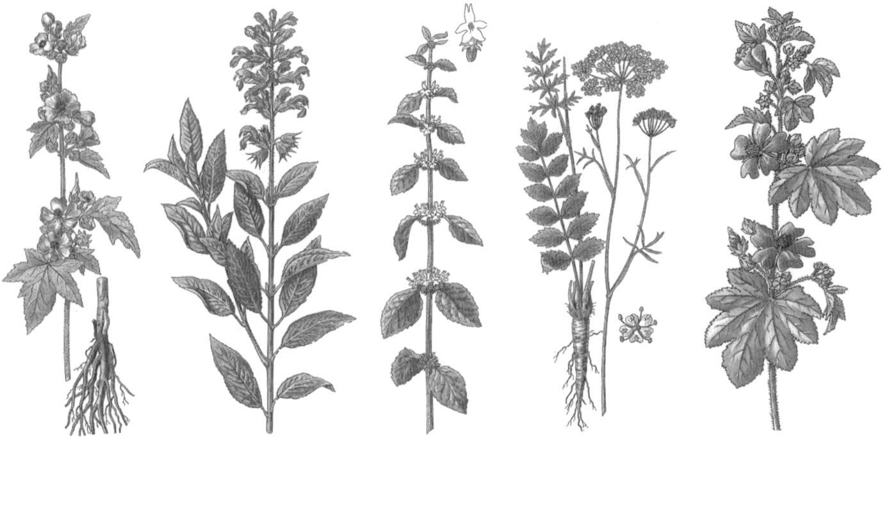

von links nach rechts: Eibisch, Salbei, Andorn, Bibernelle, Malve

für Naturheilverfahren, meint dazu: »Bei den allerersten Erkältungsbeschwerden im Mund und Rachenbereich sind Halsbonbons eine ausgezeichnete erste Hilfe gegen Trockenheit der Schleimhäute, gegen Heiserkeit und gegen ein allgemeines Unwohlsein im Mund.« Man könnte bei den Halsbonbons somit von einer ›Feuerwehr‹ bei ersten Rachenbeschwerden sprechen.

Halsbonbons gibt es auch ohne Zucker

Heute bereitet niemand mehr selbst zuhause aus Heilpflanzen solche Bonbons zu. Nach alten Schweizer Klosterrezepten, die mit dem modernen und schonenden sogenannten Ricola-Zubereitungsverfahren kombiniert werden, werden heute die biologischen Heilkräuter mit allen Wirkstoffen zu einem Kräutersud verarbeitet und mit Zucker zu einer zähflüssigen Masse vermischt, die dann in mundgerechte Bonbonformen gepreßt und erstarrt wird. Für Kalorienbewußte gibt es Hals- und Rachenbonbons längst auch zuckerfrei.

Ärzte raten: Man sollte Halsbonbons nicht jederzeit naschen, auch wenn sie gut schmecken. Dazu gibt es andere Bonbons. Man sollte sie nur dann lutschen, wenn Mund und Rachen mit ersten Symptomen zu einer Problemzone werden und wenn Brennen, Trockenheit und Schluckbeschwerden das Wohlbefinden stören.

Der Apfel senkt zu hohes Cholesterin

Rund ums Jahr ist der Apfel in Deutschland die beliebteste heimische Obstsorte, weil man ihn lange lagern kann, ohne daß er zuviel von seinen wertvollen Inhaltsstoffen verliert. Im Volksmund hat man den Apfel in ganz Europa immer schon als Gesundheitsspender gepriesen. Sicher kennen Sie das englische Sprichwort: »One apple a day keeps the doctor away«, das auch bei uns verbeitet war und ist: »Ein Apfel am Tag erspart den Arzt!« So mancher lächelt darüber. In den letzten Jahren aber haben einige wissenschaftliche Arbeiten exakt ergeben, daß eine Heilwirkung des Apfels bei einer Reihe von gesundheitlichen Problemen nicht mehr bestritten werden kann:

- Der amerikanische Arzt Prof. Dr. Ancel Keys aus Minneapolis, übrigens der Arzt der Ex-US-First-Lady Nancy Reagan, weist nach, daß zwei Äpfel einen tiefen, festen Schlaf vermitteln, wenn man sie zwei Stunden vor dem Zubettgehen genießt. Die Wirkung beruht auf der gleichmäßigen Verteilung des Blutzuckers während der Nacht, eine Arbeit, die die Inhaltsstoffe des Apfels vollbringen.

In diesem Zusammenhang ist interessant, daß der deutsche Arzt Dr. Christoph Hufeland bereits seinen Patienten Goethe, Schiller, Ludwig Uhland und Jean Paul einen ›Einschlafapfel‹ verordnete.

- Prof. Dr. Ancel Keys hat im Rahmen einer Studie aber auch noch etwas anderes entdeckt: Täglich zwei bis drei saftige Äpfel helfen, Arterienverkalkung und Infarktgefahr zu bremsen.
- Äpfel beeinflussen auch zu hohen Blutdruck positiv. Die Inhaltsstoffe der Frucht schwemmen übermäßige Mengen an Kochsalz und Wasser aus dem Organismus. Dadurch entsteht bei Bluthochdruck eine regulierende Wirkung. Studien gibt es dazu von dem österreichischen Arzt Prof. Dr. Josef Jagic. Sein Rat lautet, in Absprache mit dem Arzt jeden Morgen auf nüchternen Magen ein bis zwei Äpfel gegen erhöhten Blutdruck zu essen.
- Der amerikanische Mediziner Dr. Jeffrey S. Hyams empfiehlt zur Förderung des Stuhlganges und zur Bekämpfung von Verstopfung den regelmäßigen Konsum von Äpfeln. Der Apfel liefert Magen und Darm reichlich Ballaststoffe, reguliert das Wachstum der Darmflora und kurbelt die gesamte Verdauung an.
- Der Wiener Arzt Dr. Ewald Riegler rät: Beim ersten Anzeichen von Migräne oder bei einem Alkoholkater können drei knackige Äpfel, auf nüchternen Magen verzehrt, schnell helfen.
- Die spektukulärste Studie stammt von Prof. Dr. Helmut Sinzinger an der Universitätsklinik Wien. Der regelmäßige Genuß von Äpfeln kann mithelfen, erhöhte Cholesterinwerte zu senken. Im Detail bedeutet das: Das sogenannte ›böse‹ LDL-Cholesterin wird um 30 Prozent gesenkt, das ›gute‹ schützende HDL-Cholesterin wird etwas angehoben. Der Erfolg der Naturtherapie ist auf den Apfelquellstoff Pektin zurückzuführen. Damit wird der Apfel zu einer interessanten Naturarznei zum Schutz von Herz, Kreislauf und Gefäßen.

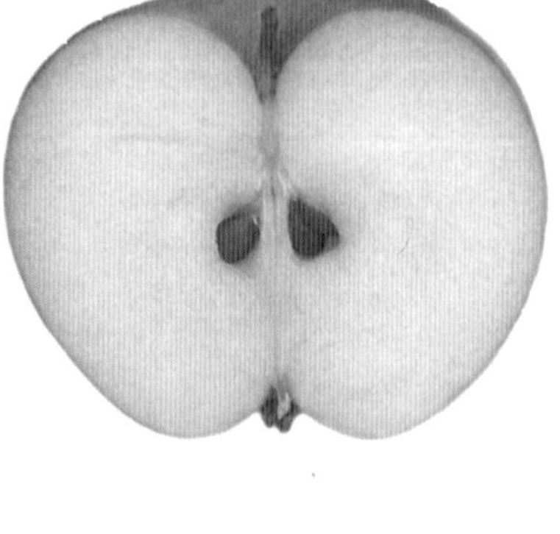

Apfel, Granny Smith

III. Alt bewährt – Neu erforscht

Erinnern Sie sich noch an ihre Kindheit? Großmutter war früher in fast allen Familien der ›kleine Doktor‹, der gegen jede gesundheitliche Störung irgendein bewährtes Rezept wußte. Sicher werden Sie die eine oder andere oft sehr kuriose Medizin bis heute nicht vergessen haben. Sie haben bestimmt auch über vieles, was Ihnen die Großmutter ans Herz gelegt oder zubereitet und aufgedrängt hat, gelächelt, haben das alles nicht ernst genommen. Damit haben Sie Ihrer Großmutter oft sehr Unrecht getan.
Vieles, das man früher instinktiv oder aus traditionellem Wissen als Hausmittel eingesetzt hat, war goldrichtig. Die moderne Medizin und Wissenschaft hat zahllose uralte Rezepte unserer Vorfahren analysiert und kritisch unter die Lupe genommen. Zur Prüfung so mancher naturheilkundlicher Traditionen hat man wissenschaftliche Studien durchgeführt. Und siehe da: Eine Reihe der traditionellen Rezepte, die Großmutter zur Vorbeugung und zur Behandlung von Krankheiten und Beschwerden aus ihrem Hausschatz an Wissen hervorgeholt hatte, konnte, was die Wirkung betrifft, von der modernen Wissenschaft bestätigt werden.
Solche Rezepturen möchte ich Ihnen im Folgenden präsentieren, Rezepturen, die man auch heute noch mit gutem Gewissen anwenden kann.

Gesundheit aus dem Meer – Vital und fit mit Austern

Austern sind eine teure Delikatesse

Nach wie vor zählen Austern zu den besonders exquisiten und teuren Delikatessen für besondere Anlässe. Doch in früheren Zeiten waren sie nicht nur deswegen geschätzt. Wenn jemand in der Familie Probleme mit Haaren und Nägeln hatte, wenn jemand unter Konzentrationsschwierigkeiten litt, immer erschöpft und müde war oder wenn es Potenzprobleme gab, griff Großmutter tief in den Sparstrumpf und servierte Austern.

Unsere Vorfahren griffen dabei auf eine uralte Tradition zurück. Napoleon verzehrte während seiner Kriegszüge Austern in großen Mengen, um seinen Soldaten ein Vorbild an Durchhaltevermögen zu sein. Beim Bau der chinesischen Mauer wurden die Arbeiter überwiegend mit Austern versorgt. Shingen Takeda, eim japanischer Feldherr des 16. Jahrhunderts, konsumierte vor wichtigen Entscheidungen Austern. Und Fürst Bismark aß mitunter bei einer Mahlzeit 170 Austern, um geistig und körperlich fit zu sein. Casanova erzählte seinen Freunden, daß er seine Liebeskraft den Austern verdanke.

Diese historischen Überlieferungen machten den japanischen Wissenschaftler Prof. Dr. Kuniyoshi Kisaki neugierig. Er führte mit Austern im Tokiwa Chemical Labor in Osaka eine Reihe von Studien durch. In Deutschland ist heute der führende Austernexperte der Arzt und Sportmediziner Dr. Gerhard Kaul aus Stuttgart. Auch er hat eine Reihe von Untersuchungen durchgeführt. Ihre Ergebnisse haben Omas Rezepte bestätigt:

Auster

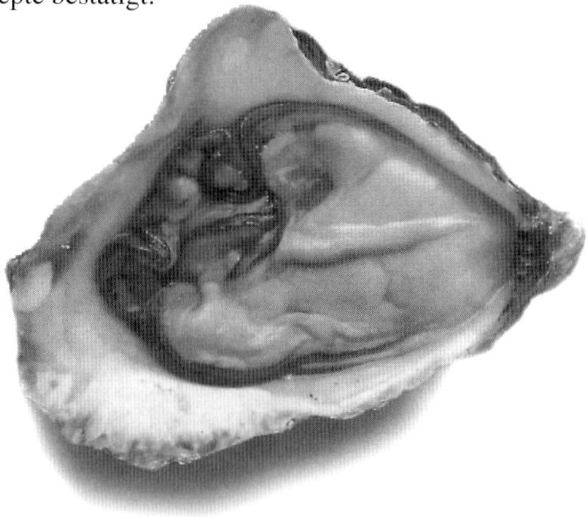

- Die Auster liefert eine Superkraft aus dem Meer. Sie baut Körper und Geist auf, hält jung und fit, stärkt ältere Menschen, macht stark gegen Streßbelastung, unterstützt Herz und Kreislauf und wirkt tatsächlich potenzfördernd.
- Diese hervorragenden Eigenschaften der Auster sind heute erklärbar und auf die wertvollen Inhaltsstoffe zurückzuführen. Die Auster enthält die Aminosäure Taurin, das Spurenelement Zink sowie Glykogen.
- Glykogen ist im Körper gespeichertes Kohlenhydrat. Es wird in Glykose umgewandelt, und diese ist Brennstoff für kräftige Muskeln.
- Durch den hohen Gehalt an Taurin sorgt die Auster dafür, daß unsere Muskeln lange Zeit nicht ermüden. Zusätzlich aktiviert Taurin die Leber und verbessert die Gehirnarbeit.

- Das Spurenelement Zink stärkt die Immunkraft, verbessert die Laune und macht die Haut schöner. Außerdem gibt es der Liebeskraft auf natürliche Weise Impulse.

Am wirksamsten ist eine Austernart mit dem Namen Crassostrea Gigas aus dem Pazifik. Sie ist so stark, daß sie einem Gewicht von fünf Kilogramm zehn Stunden lang widerstehen kann.

Aus Omas Rezept ist eine anerkannte Naturtherapie geworden. Mediziner setzen für Vitalität, Leistungssteigerung und Potenzverbesserung Austern ein, in Form von frischen Austern oder als Austernextrakt in Kapseln, die in der Apotheke erhältlich sind.

Melisse hilft bei Erkältungen

Man kann es heute noch in alten Romanen nachlesen, viele erinnern sich noch an die Großeltern: Wenn in der kalten Jahreszeit eine Erkältung auftrat, griff man aus Tradition zum Melissengeist nach dem Rezept der Klosterfrau Maria Clementine Martin aus dem vergangenen Jahrhundert. Die Flasche stand immer in der Hausapotheke bereit. Die einfache Therapie: Zwei Teelöffel Melissengeist und zwei Teelöffel Honig in eine Tasse Kräutertee geben und in langsamen Schlucken trinken. Oma wurde schnell wieder gesund. Doch sie wußte nicht, warum es wirkte.

Diese Erfolge riefen in unserer Zeit die Neugier zahlloser Mediziner und Biochemiker hervor. Sie wollten wissen, worauf diese Wirkung beruhte. Und heute kann man sagen, daß über keine Heilpflanze in jüngster Zeit derart viele wissenschaftliche Studien durchgeführt wurden wie über die Melisse.

Die Melisse hat eine schnelle Wirkung

- Prof. Dr. Burkhard Schneeweiß, Wissenschaftler und Arzt aus Berlin, und der Dozent Dr. Hans-Joachim Graubaum, Leiter der Abteilung Umweltmedizin der Gesellschaft für Biomedizin in Berlin, haben in mehreren Studien nachgewiesen: Erkältungen – vom einfachen Schnupfen bis zum starken grippalen Infekt – sind am schnellsten mit dem Melissengeist nach dem Klosterfraurezept in den Griff zu bekommen. Sie haben die Beobachtung gemacht, daß man sich damit geradezu gesundschlafen kann. Das heißt in der Praxis: Abends Melissengeist einnehmen, ins Bett legen und am Morgen ohne die belastenden Symptome aufwachen.

- Prof. Dr. Günter Willhun von der Universität Düsseldorf sowie Medizinalrat Dr. Winfried Wagner, Leiter des Gesundheitszentrums Mariazell, haben in Untersuchungen herausgefunden, daß Melissengeist sehr schnell die Schlafnervosität und auch schwere Einschlafprobleme bekämpfen kann.
- Eine Studie von Dozentin Dr. Christine Metzner mit einem Team von Umweltmedizinern beweist: Melissengeist kann auch gegen Umweltbelastungen wie Streß und Lärm abschirmen und stark machen. Damit wird die Melisse zu einer anerkannten Naturarznei gegen die verbreitete ›Umweltnervosität‹.

Was Oma sicher gern gewußt hätte: Die wertvollen ätherischen Öle – auch Terpene genannt – machen den Melissengeist heute zu einer modernen Naturmedizin. Sie wirken auf der einen Seite antiviral und antibakteriell, auf der anderen Seite haben sie einen positiven Einfluß auf das psychovegetative Nervensystem und auf das limbische System im Gehirn.

Eines hat sich seit damals geändert: Die Melisse für den Melissengeist kommt nicht mehr aus kleinen Klosterkräutergärten, sondern wird als ›Supermelisse‹ mit besonders intensiven Wirkstoffen im spanischen Ebrodelta angebaut und geerntet, dort wo die besten Bedingungen für die Melisse herrschen. Omas Rezept ist damit längst zu einer medizinisch anerkannten Naturarznei geworden.

Vitamin E stärkt die Abwehrkräfte

Vitamin E ist vor allem in Vollkornprodukten enthalten

Vielleicht kennen Sie das alte Sprichwort von Ihrer Großmutter: »Vollkornbrot macht Wangen rot!« Dahinter steckt eine große ernährungswissenschaftliche Bedeutung, von der man allerdings seinerzeit nichts wußte. Wenn in der Familie jemand eine blasse Gesichtsfarbe zeigte, immer müde und kränklich war, riet die Oma zu Vollkornprodukten und warnte vor den Lebensmitteln mit weißem Mehl. Der Erfolg gab ihr recht, denn mit Vollkornbrot fühlten sich viele bald wieder kräftig, bekamen wieder eine gesunde Gesichtsfarbe und erholten sich nach einer Erkältung wieder schneller.

Heute kennt man das Geheimnis. Es ist das Vitamin E, das vor allem in unseren Vollkornprodukten in interessanten Mengen enthalten ist. Und dieses Vitamin E ist in vielfacher Hinsicht wichtig für unsere Gesundheit:

- Im Rahmen der großangelegten sogenannten MONICA-Studie der Weltgesundheitsorganisation wurde nachgewiesen: Vitamin E ist im Organismus eine wichtige Substanz für das Funktionieren von Herz und Kreislauf.
- Der amerikanische Wissenschafter Prof. Dr. Lester Packer von der Berkeley Universität in Kalifornien hat herausgefunden: Vitamin E schützt uns vor den Folgen von bodennahem Ozon, weil es die Gifte, die dadurch in unserem Blut entstehen, neutralisiert.
- Es ist heute allgemeines medizinisches Wissensgut, daß Vitamin E unsere Körperzellen darin unterstützen kann, Krankheitserreger besser abzuwehren.
- Und an der Universität Mississippi in den USA sowie an der Universität Graz in Österreich wurde nachgewiesen, daß Vitamin E die frühzeitige Entstehung der Adernverkalkung verhindern kann.
- Aufsehen erregte im Jahr 1994 die amerikanische Forscherin Prof. Dr. Simin Nikbin Meydani von der Tufts Universität in Boston, USA, als sie herausfand: Es ist wichtig, daß jeder von uns täglich mindestens 200 internationale Einheiten natürliches Vitamin E zu sich nimmt. Nur dann können unsere Abwehrkräfte funktionieren. Je älter man wird, desto wichtiger wird die Versorgung mit Vitamin E. Erstmals referierte Prof. Dr. Meydani über diese Erkenntnis auf dem Medizinkongreß ›Immun-Therapie‹ in Oslo im Sommer 1994, und im Herbst 1994 erhielt sie dafür den deutschen Hermes-Vitamin-Preis in München.

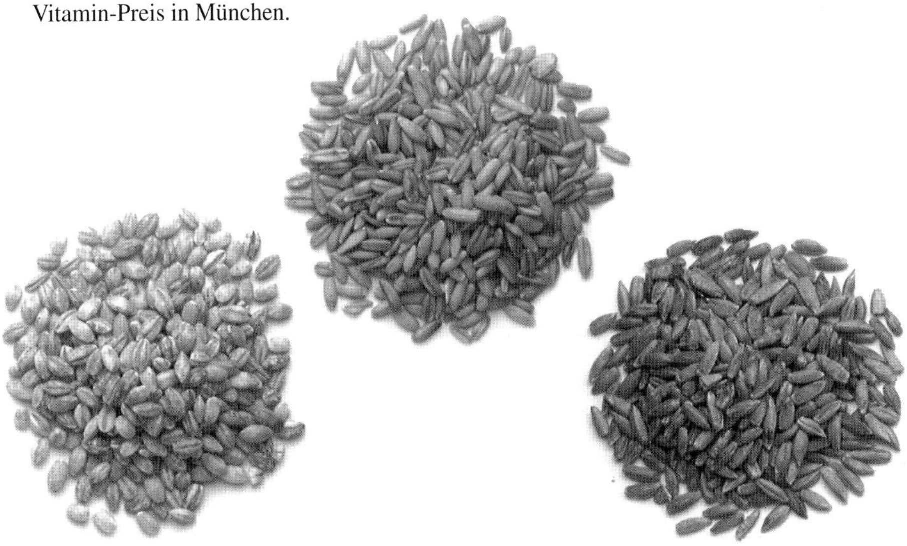

von links nach rechts: Gerste, Hafer, Roggen

Für uns bedeutet das in der Praxis: Oma hatte recht. Wir sollten für unsere Immunkraft täglich Vitamin E zu uns nehmen und daher Vollkornprodukte, Nüsse, Weizenkeimöl, Milch und Milchprodukte verzehren. Dort wo diese Zufuhr durch die Nahrung nicht gewährleistet ist, wäre die Alternative eine Optovittherapie: natürliches Vitamin E in Kapselform (in der Apotheke), täglich eine Kapsel mit 200 internationalen Einheiten.

Spurenelement Eisen gegen die Müdigkeit

Wenn die kalte Jahreszeit beginnt, treten bei vielen Menschen viele Alltagsbeschwerden auf. Dazu gehören Kopfschmerzen, Gereiztheit, Wetterfühligkeit, Konzentrationsschwäche, depressive Stimmung, Erschöpfungszustände, glanzloses Haar, brüchige Fingernägel, Einrisse in den Mundwinkeln, eine brennende Zunge, rauhe Haut und vor allem eine unerträgliche Müdigkeit. Schon sehr früh erkannten die Ärzte, daß dahinter Eisenmangel steckt.

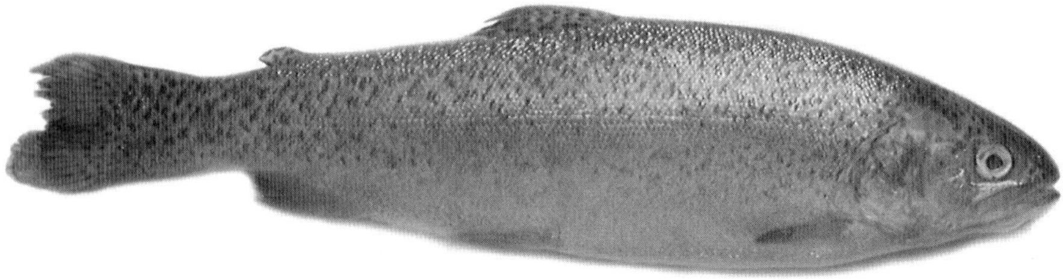

Fische enthalten viel Eisen

Auch Großmutter wußte das und hatte ein altes, bewährtes Hausmittel bereit: Wenn in der Familie jemand auffallende Gesichtsblässe hatte und immer müde war, griff sie zu einem Apfel und bespickte ihn mit zahllosen Eisennägeln. Dann ließ sie den Apfel über Nacht liegen, zog am nächsten Morgen die Nägel aus der Frucht und gab sie dem Betroffenen zum Essen. Die Apfelsäure hatte über Nacht eine gewisse Menge des Spurenelements Eisen aus den Nägeln herausgelöst und aufgenommen. Heute weiß man, daß dies eine richtige Maßnahme war. Allerdings weiß man auch, daß das Eisen in dieser Form vom Körper nur zu einem Bruchteil aufgenommen wurde.

Da waren Großmutters andere Maßnahmen effektiver. Sie setzte ihrer Familie bei Müdigkeit Nahrungsmittel vor, die – wie man heute weiß – interessante Mengen an leicht resorbierbarem Eisen enthalten: Hähnchenfleisch, Fisch, Buchweizen, Sonnenblumenkerne und Schnittlauch. Die moderne Ernährungswissenschaft bestätigt Großmutters Rezepte, denn genau diese Naturprodukte werden auch heute auf Grund zahlreicher Studien im Rahmen der täglichen Ernährung empfohlen.

Vom Trick mit dem Apfel und den Nägeln ist man heute abgekommen. Es gibt kaum mehr Eisennägel, nur verzinkte Nägel. Und die biochemische Form dieses Eisens ist für den Organismus nicht optimal. Allerdings haben unsere Großmütter die Tatsache, daß man mit Eisen viele gesundheitliche Winterstörungen erfolgreich bekämpfen kann, richtig erkannt.

Wenn es allein mit Naturprodukten nicht gelingt, einen Eisenmangel erfolgreich zu bekämpfen, führt man heute das Spurenelement Eisen in leicht verfügbarer organischer Form zu: mit einer sogenannten Blutquickkur. Der Betroffene nimmt einige Zeit Eisen-Vitamin-Dragees oder dreimal täglich ein Eßlöffel Eisen-Vitamin-Tonikum (beides in der Apotheke erhätlich). Die Vitamine schleusen das Eisen schneller in den Organismus. Man sollte zu dieser Zeit allerdings Schwarztee, Pudding und Speiseeis meiden, da diese Produkte die Eisenaufnahme blockieren.

Buchweizen

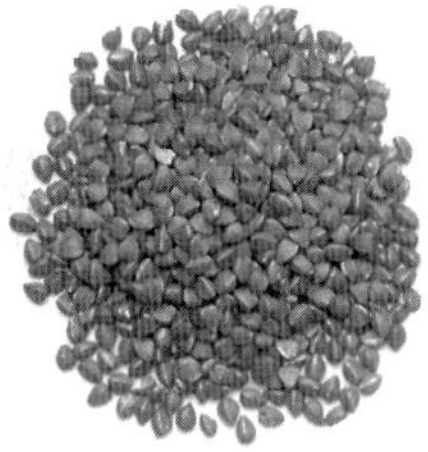

Eisen gegen Müdigkeit: Was unsere Großmutter schon wußte, ist heute von der Weltgesundheitsorganisation (WHO) längst bestätigt.

Vitamin E gegen Pickel, Akne und entzündete Haut

Zu allen Zeiten hatten vor allem Jugendliche und Frauen Probleme mit der Haut, mit Pickeln, Akne und Entzündungen. Zu Großmutters Zeiten aber gab es noch keine hochentwickelten medizinischen und kosmetischen Präparate, die man einsetzen konnte. Und wenn es sie bereits gegeben hätte, wären sie sicher für die damaligen Verhältnisse zu teuer gewesen. Großmutter hatte aber ein wirkungsvolles und hilfreiches Rezept zur Hand. Sie rieb eine Möhre ganz fein, mischte sie mit reichlich Schlagsahne und massierte diesen Brei in die unreine oder entzündete Haut ein.

Und tatsächlich beruhigte sich die Haut, Pickel und Akne vergingen. Warum das funktionierte, wußte man allerdings nicht. Es war eben ein traditionelles Hausmittel. Die heutige, moderne Hautfoschung hat nun die wissenschaftliche Bestätigung für dieses uralte Rezept gefunden. Dazu meint Dr. Jürgen Reimann, Leiter des Institutes für medizinische Vitamin- und Mineralstofforschung in München: »Man hat in alten Zeiten instinktiv der entzündeten Haut eine Vitaminkur verordnet. Mit der Möhre hat man den Hautzellen das Provitamin A, das Betacarotin, zugeführt. Und was noch viel wichtiger erscheint: Mit der Schlagsahne ist die Haut mit reichlich Vitamin E versorgt worden. Und man weiß heute aus internationalen Untersuchungen, daß das Vitamin E gezielt entzündliche Prozesse in der Haut erfolgreich bekämpft und unterbindet. Und bei Akne und Pickel handelt es sich um Entzündungen!«

Hautpflegemittel mit Vitamin E wirken vorbeugend

Man setzt aber heute das Vitamin E nicht nur gegen Hautunreinheiten und leichte Entzündungen ein. Man kann damit die Haut zum Beispiel für den Winterurlaub auf der Skipiste so vorbehandeln, daß man keine Sonnenallergie bekommt. Und Prof. Dr. Hagen Tronnier, einer der führenden Hautmediziner Deutschlands, hat am Institut für experimentelle Dermatologie an der Universität Witten-Herdecke nachgewiesen: Hautpflegemittel mit reichlich Vitamin E können vorbeugend vor der sogenannten Mallorcaakne und anderen Hautentzündungen schützen, können bereits vorhandene Entzündungen rasch und wirksam bekämpfen. Dermatologen sprechen von einem Optovit-Haut-Effekt.

Heute wendet man keine Schlagsahne mehr an. Zur gezielten Hautpflege und zum Hautschutz werden in der Apotheke Optolindlotionen mit drei Prozent Vitamin E, Cremes mit zehn Prozent, Intensivcremes mit 15 Prozent und Salben mit 25 Prozent Vitamin E angeboten. Damit hat Omas Hausmittel heute eine moderne, medizinische Form bekommen.

Eukalyptus hilft oft Kortison sparen

In der kalten Jahreszeit gehören Störungen der Atemwege zu den häufigsten gesundheitlichen Störungen. Bronchitis, Bronchialkatarrh und andere Erkrankungen werden durch Erkältungen, Zigarettenrauch, Umweltschadstoffe und das Wetter ausgelöst. Seit jeher versuchten unsere Großmütter dagegen den Saft aus dem Blatt des Eukalyptusbaumes in Form von Eukalyptustinktur einzusetzen. Zu den beliebtesten Hausrezepten zählten folgende Möglichkeiten:

- 20 bis 30 Tropfen Eukalyptustinktur in heißes Wasser geben und die Dämpfe einatmen.
- Etliche Tropfen Tinktur während des Wannenbades auf die Wasseroberfläche träufeln und einatmen.
- Mit der Tinktur Brust und Rücken einreiben, am besten vor dem Zubettgehen.
- Ein paar Tropfen auf nasse Watte träufeln, damit die Raumluft angenehmer wird.

Eines war allerdings bei unseren Großmüttern immer wieder zu beobachten: Oft half die Eukalyptustherapie, oft aber gab es Hustenreaktionen oder Allergien. Das rief Wissenschaftler auf den Plan. Sie fanden heraus, daß die ätherischen Öle des Eukalyptusblattes wunderbar für die Atemwege sind. Doch die Tinktur enthält auch Reizstoffe. Und die tun manchen Menschen nicht gut.

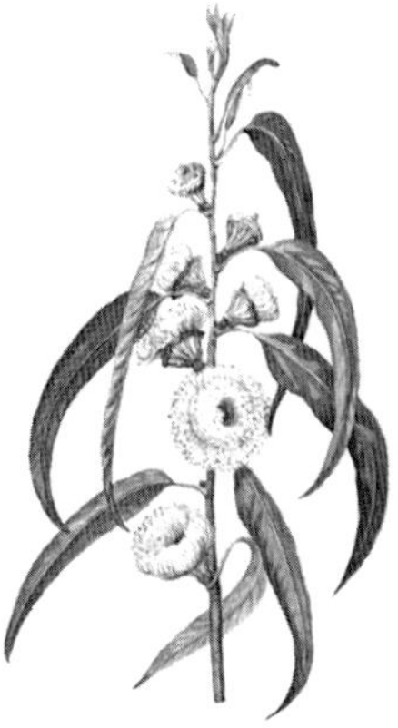

Eukalyptus

So wurde, initiiert von dem deutschen Wissenschafter Dr. Harald Greve, der Hauptwirkstoff Soledum-Cineol aus dem Eukalyptusblatt isoliert und von den Reizstoffen befreit. Und damit hat die Medizin nun aus Großmutters Hausmittel eine ernstzunehmende Naturarznei geschaffen.

Immer noch aber wurde der Eukalyptuswirkstoff unter seinem Wert eingesetzt. Man wußte, daß er Erleichterung bei Atemwegserkrankungen schafft, den Abtransport des Schleimes aus den Bronchien fördert und den Reizhusten gelindert – mehr aber nicht.

Dann aber erbrachte im Jahr 1994 eine wissenschaftliche Studie des Arztes Dr. Uwe Jürgens an der Universitäts-Poliklinik in Bonn die Sensation. Dr. Jürgens konnte nachweisen: Der Hauptwirkstoff Soledum-Cineol aus dem Eukalyptusblatt kann mehr. Er erhöht das Atemvolumen, stärkt die Immunkraft in den Atemwegen und baut die Atemwege neu auf. Und vor allem: Er wirkt stark entzündungshemmend. Das bedeutet, daß man für die Lebensqualität des Atemwegspatienten mit dem gereinigten Wirkstoff des Eukalyptus die Gaben von Kortison verringern und in leichten Fällen vielleicht sogar ersetzen kann. Es muß aber betont werden, daß das Kortison in der Atemwegstherapie immer einen wesentlichen Stellenwert haben wird.

Seit dieser Studie wird das Soledum-Cineol aus dem Eukalyptus bei Atemwegsproblemen als Tinktur zum Inhalieren, zum Einreiben auf Brust und Rücken und in Form von Kapseln als innere Inhalation angewendet.

Wasser bei Erschöpfung und gegen Depressionen

Wenn jemand in früheren Zeiten in der Familie in der kalten Jahreszeit ohne vorhergehende andere Symptome und anscheinend auch ohne Grund unter depressiven Stimmungen litt oder erschöpft war, setzte man dagegen mit großem Erfolg ein unglaublich einfaches Hausmittel ein: Der Betreffende mußte dann mehrmals am Tag ein Glas Wasser trinken.

Nun hat eine großangelegte Studie von Prof. Dr. Bernd Zirm, dem medizinischen Leiter des Landeskrankenhauses Bad Radkersburg in Österreich, eindeutig nachgewiesen: Der Mangel an Flüssigkeit kann bei Menschen über dem 40. Lebensjahr zu depressiven Stimmungen, zu Erschöpfung und bei älteren Menschen zu geistiger Verwirrtheit mit schweren Depressionen führen.

Patienten, die mit gravierenden Depressionen in die Klinik eingeliefert wurden, bekamen anstelle von starken Medikamenten mit erheblichen Nebenwirkungen täglich bis zu vier Liter Wasser zu trinken. Die Symptome verschwanden vollkommen.

Ein Flüssigkeitsdefizit blockiert Hormone, die für positives Denken zuständig sind

Man weiß auch, warum das so ist: Wenn jemand, was viele Menschen tun, zu wenig trinkt, ist der Harn dickflüssig und enthält viele Gifte. Diese können nur über die Harnwege abtransportiert werden, wenn man genügend trinkt. Ist dies nicht der Fall, dann wandern diese gespeicherten Gifte im Organismus zum Teil ins Gehirn und blockieren dort jene Hormone, die für positives Denken und gute Laune zuständig sind.

Daher sollten wir alle bei schlechter Laune und depressiven Gedanken in der düsteren Jahreszeit täglich zwei bis drei Liter Mineralwasser oder ungesüßte Kräutertees trinken.

Früher hatte man auch eine Gewohnheit, die in Wiener Kaffeehäusern heute noch üblich ist: Man servierte zur Tasse Kaffe ein Glas Wasser. Auch dazu hat im Rahmen einer Studie wiederum Prof. Dr. Bernd Zirm als Nierenspezialist bewiesen, wie wichtig diese Handlung war. Denn was wenige wissen: Bohnenkaffee treibt enorm. Wenn jemand 1/2 Liter Kaffee am Tag trinkt, scheidet der Organismus insgesamt einen Liter Flüssigkeit aus. Wer also immer nur Kaffee trinkt, bekommt auf diese Weise ein Flüssigkeitsdefizit im Körper. Das schadet mit der Zeit den Nieren. Wer also eine Tasse Bohnenkaffee trinkt, sollte unmittelbar danach 1/4 Liter Wasser trinken. Dann kann der Flüssigkeitsaustausch in seinem Körper optimal funktionieren, die Nieren können komplikationslos arbeiten. Die

Studie hat im Übrigen ergeben: Auch Schwarztee treibt wie Bohnenkaffee. Daher müssen Teetrinker ebenfalls genügend Wasser trinken, wenn sie ihren Nieren helfen wollen.

Die Mistel hilft gegen Bluthochdruck

Zur Weihnachtszeit hängt bei vielen Menschen über so mancher Tür zuhause ein Mistelzweig. Das ist ein alter Brauch. Und viele glauben daran: Wenn sich ein junges Paar unter dem Mistelzweig küßt, wird es ewig glücklich beisammen bleiben.

Die Mistel gilt in der Pflanzenwelt als sogenannter Halbschmarotzer. Sie hat keine Wurzeln und kann nur auf Nadel-, Obst- und Laubbäumen gedeihen. Sie blüht im Winter und trägt zur Weihnachtszeit als Früchte kleine weiße Beeren, die giftig sind.

Die gelb-grünen, lederartigen Blätter der Mistel wurden schon vor den Kelten als Heilkraut verwendet. Man setzte die Blätter zur Stimmungsaufhellung und zur Schmerzlinderung ein. Unsere Großmütter haben aus Mistelblättern Tee zubereitet und haben ihn gegen Kreislaufstörungen, Schwindelanfälle, nervöse Herzstörungen, Arthrosen und Ischias eingesetzt. Und sie haben beobachtet: Wenn jemand zu niedrigen oder zu hohen Blutdruck hat, kommt es beim Verzehr von Misteltee in vielen Fällen wieder zu normalen Werten.

Das hat Wissenschaftler und Biochemiker bewogen, sich näher mit der Mistel zu befassen. Man hat in den Blättern und Zweigen wertvolle Wirkstoffe entdeckt: Proteine, ein Polypeptid mit dem Namen Viscotonix, das sich positiv auf das Herz auswirkt, aber auch Saponine, Harze und Spuren eines Alkaloids.

Inzwischen bestätigt die Medizin, daß die Mistel zu hohen Blutdruck senken kann, da sie den Herzschlag verlangsamt und die Arterien erweitert. Und sie wirkt beruhigend auf die Nerven.

Und so hat Großmutter den Misteltee zubereitet: Zwei Eßlöffel getrocknete Mistelblätter (in der Apotheke) mit 1/2 Liter kaltem Wasser acht bis zehn Stunden ansetzen, durchseihen, leicht erwärmen und drei Wochen lang morgens und abends jeweils eine Tasse trinken.

Die Mistel unterstützt Krebstherapien

Doch die Medizin hat Großmutters Erfahrungen nicht nur bestätigt. Sie hat die Mistel als neue Naturarznei entdeckt, und zwar im Kampf gegen Krebs. Heute ist die Misteltherapie die häufigste unterstützende, natürliche Begleittherapie bei Krebs. Es werden Mistelinjektionen gegen den Tumor durchgeführt. Die Mistel wird bei Hautkrebsgeschwülsten anstelle von Operationen und Bestrahlungen eingesetzt. Mistelpräparate helfen, die Dosis schmerzstillender Mittel wie Morphium bei Krebspatienten herabzusetzen.

Der deutsche Wissenschaftler Prof. Dr. Hartmut Heine von der Universität Witten-Herdecke betont: »Die Misteltherapie stärkt die Immunkraft und kann eine Krebsentwicklung bis zu einem gewissen Grad hemmen. Sie ist gut für eine Regulationstherapie, die das seelische und körperliche Wohlbefinden des Krebspatienten steigern kann!«

So ist aus Großmutters Hausmittel ein wertvolles Naturmedikament geworden.

Broccoli senkt das Krebsrisiko

Seit vielen Jahren ist der Broccoli auch bei uns beliebt

So richtig populär ist das Broccoligemüse erst in den letzten Jahren bei uns geworden. Die ursprüngliche Heimat sind der Mittelmeerraum und Vorderasien. Seit langer Zeit wird Broccoli in Italien und Südschweden angebaut. Nach dem Zweiten Weltkrieg haben Einwanderer aus Italien und aus dem ehemaligen Jugoslawien Broccoligemüse und die dazugehörigen Rezepte zu uns gebracht. Es gibt viele Arten von Broccoli. Am meisten hat sich bei uns der Kopfbroccoli durchgesetzt. Ähnlich dem Blumenkohl bildet er eine Blume, die allerdings grün, nicht so kompakt und nicht so groß ist. Das besondere daran ist, daß nach der Ernte die Blütenstände erneut austreiben und wieder neue Blumen bilden.

Von Anfang an, als bei uns die ersten Broccoli auftauchten, kannten unsere Großmütter vor etwa 45 Jahren bereits dazu interessante Geschichten. Broccoli, so berichteten die Immigranten, schmeckt nicht nur köstlich, sondern stärkt auch die Gesundheit. In den Mittelmeerländern rieten Hausärzte Eisenbahnbediensteten und vor allem Lokführern und Heizern, die mit Kohlenstaub zu tun hatten, reichlich Broccoli zu essen. Die Begründung lautete, daß Broccoli den Körper reinigt. Großmutter setzte Broccoli ihrer Familie vor, wenn jemand Kreislaufprobleme hatte und wenn jemand den Körper entwässern und entschlacken wollte. Für all das hatte man aber nicht die geringste medizinische Bestätigung.

Die aber gibt es seit einigen Jahren. Mediziner der John-Hopkins-Universität in Baltimore haben Broccoli zum ›Umweltgemüse‹

ernannt. Nach neuesten wissenschaftlichen Untersuchungen des amerikanischen Pharmakologen und Biochemikers Prof. Dr. Paul Talalay schützt Broccoli unsere Zellen vor dem Einfluß von Umweltgiften und macht sogar stark gegen etwaige Krebsgefahr.

Prof. Dr. Paul Talalay hat im Rahmen einer Studie im Broccoli den Wirkstoff Sulforaphan entdeckt. Dieses Sulforaphan kurbelt die Produktion von ganz bestimmten Enzymen an, die krebsauslösende Stoffe in den menschlichen Körperzellen entgiften und unschädlich machen können. Prof. Dr. Talalay konnte diesen Vorgang beobachten, als er Leberzellen mit diesem Broccoliwirkstoff impfte. In seinem Abschlußbericht heißt es: »Wer in unserer umweltbelasteten Zeit Zigaretten raucht, wer in nächster Umgebung von Industrieanlagen lebt oder ständig den Auspuffgasen des Straßenverkehrs ausgesetzt ist, der sollte so oft wie möglich Broccoli in den Speiseplan einbauen.«

Somit ist es nachgewiesen: Der Wirkstoff Sulforaphan im Broccoligemüse ist eine ernstzunehmende, natürliche Kraft gegen die sogenannten freien Radikalen, jene hochaggressiven Moleküle, die aus der belasteten Umwelt und auch als körpereigene Stoffwechselschlacken in unserem Körper die Zellen attackieren, diese schneller altern lassen, Krebs auslösen und andere Krankheiten verursachen können.

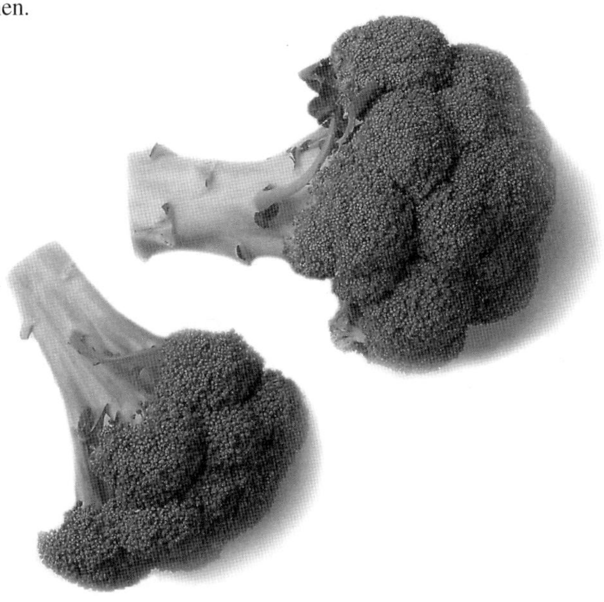

Broccoli schützt uns vor dem Einfluß von Umweltgiften

Die Konzentration sitzt auch in den Ohren

Die reiferen Jahrgänge werden sich vielleicht noch an ihre eigene Kindheit erinnern: Man brachte schlechte Noten aus der Schule nach Hause, hatte die Hausaufgaben vergessen oder war für eine Dummheit verantwortlich. Da wurde man sehr oft an den Ohren gezogen – zur Strafe. Interessant aber war, was früher die Eltern oft zu sagen pflegten: »Wenn du wieder solche Sachen machst, dann werde ich dich an den Ohren ziehen!«

Klugheit durch Ohrenziehen?

Warum? Wird man dadurch klüger? Oder war das nur eine schmerzhafte Art der Bestrafung? Auch Lehrer zerrten manchen Schüler an den Ohren. Es gab um die Jahrhundertwende sogar ein Sprichwort: »Ziehe ich dich an den Ohren, geht die Klugheit nicht verloren!«

Haben Sie das jemals ernst genommen? Oder finden Sie nicht auch, daß Ohrenziehen schlicht gemein ist? Vielleicht werden Sie anders darüber denken, wenn Sie erfahren, was aus dieser seltsamen Erziehungsmethode heute geworden ist. Vor rund 30 Jahren hat der amerikanische Arzt Dr. George Goodheart die ›Lehre von der Bewegung‹ entwickelt: die Kinesiologie. Das ist eine einfache und nebenwirkungsfreie Therapie, um sich geistig und körperlich aufzubauen. Man führt einfache und sanfte Übungen durch, um in der Schule, beim Lernen, an der Universität sowie am Arbeitsplatz die Konzentration zu stärken. Pädagogen, Psychologen und Kinderärzte sind begeistert von der Methode. Es gibt Schulen, in denen Lehrer regelmäßig während des Unterrichts und in den Pausen Kinesiologie betreiben, damit die Schüler mit mehr Konzentration und mit mehr Eifer bei der Sache sind.

Und wissen Sie, wie man die bekannteste und erfolgreichste Kinesiologieübung durchführt? Sie werden staunen, denn man zieht sich selbst – an den Ohren! Wenn Sie Ihre Aufmerksamkeit stärken wollen, führen Sie die ›Denkmütze‹ durch. So heißt diese Übung. Setzen Sie sich entspannt hin, massieren Sie mit dem Daumen und dem Zeigefinger die Ränder Ihrer Ohren von oben nach unten und ziehen Sie dabei auch an den Ohren. Sie müssen die Übung oft wiederholen.

Man hat ganz genau gemessen, wie die Übung wirkt. Durch das Massieren und Ziehen wird das zentrale Nervensystem entspannt. Das Gehirnmittelfeld wird aktiviert, Gedächtnis und Konzentration werden gefördert. Gleichzeitig wird Streß abgebaut, das Selbstwertgefühl gestärkt. Man hört danach besser, sieht besser und spricht auch leichter. Und man hat wieder mehr Spaß an dem, was man gerade macht. Müdigkeit wird weggezaubert.

Es gibt noch viele andere Übungen in der Kinesiologie. Doch es ist faszinierend, daß das heute mit Recht vielfach verurteilte Erziehungsmittel ›Ohrenziehen‹ von damals in der heutigen Zeit – selbst angewendet – eine Art Gehirnjogging darstellt.

Zinnkraut für Haare, Haut und Nägel

In der Hausapotheke unserer Großmütter war fast immer Zinnkrauttee vorhanden. Zinnkraut war schon im vergangenen Jahrhundert ein wertvoller Helfer gegen viele Alltagsbeschwerden. Manche kennen das Zinnkraut unter dem Namen Ackerschachtelhalm. Das Kraut wächst in Europa an Weg- und Ackerrändern. Es wird bis zu 50 Zentimeter hoch. In der Naturheilkunde verwendet man seit jeher die ganze Pflanze ohne die Wurzel.

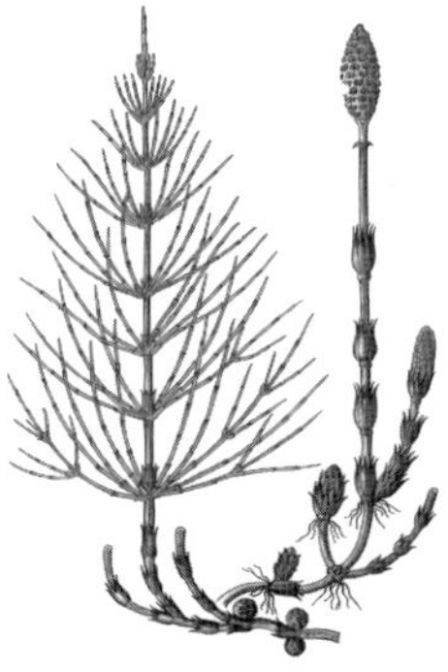

Zinnkraut

Viele Großmütter setzten das Zinnkraut in Form von Tee vielfältig ein. Stark blutende Wunden wurden so gestillt, auch bei Blutarmut und bei allgemeiner Körperschwäche trank man den Tee mit Erfolg. Hausärzte empfahlen ihn bei Magenbeschwerden. Den spektakulärsten Erfolg aber brachte der Tee bei glanzlosem, schütterem Haar sowie bei brüchigen Fingernägeln.

Schweizer Wissenschaftler sowie die Naturheilexpertin Dr. Helen Dünner haben sich intensiv mit dem Zinnkraut befaßt. Und damit konnte wissenschaftlich nachgewiesen werden, was Großmutter aufgrund der Überlieferung behauptet hat. Die Wirkung des Zinnkrautes ist auf ganz spezielle Inhaltsstoffe zurückzuführen, in erster Linie das Spurenelement Silicium, auch als Kieselsäure bekannt, weiters Bitterstoffe, Glykoside, Flavonoide, Saponine, Magnesium, Tannin, Mangan, Kalium und Schwefel.

Auf Grund des reichen Gehaltes an Kieselsäure wird das Zinnkraut heute vor allem in der medizinischen Kosmetik eingesetzt. Die Kieselsäure garantiert den Schutzsäuremantel unserer Haut, stärkt die Nägel, das Haar, aber auch das gesamte Bindegewebe des Körpers.

Wer also immer wieder Probleme mit glanzlosem brüchigen Haar, mit glanzlosen, brüchigen und weißfleckigen Nägeln hat, wer leicht zu Hautproblemen neigt und wer wieder eine etwas straffere

Figur haben möchte, sollte dem Organismus regelmäßig Kieselsäure in Form von Zinnkraut zuführen. Speziell Frauen, die nach der Geburt eines Kindes wieder eine festere Brust sowie straffen Bauch und Po zeigen möchten, sollten diese Naturtherapie nützen. Studien haben außerdem ergeben: Zinnkrautkuren stärken auch die Knochen, sind somit eine gute Vorbeugung gegen die gefürchtete Osteoporose, auch Knochenentkalkung genannt.

Und so setzt man das Zinnkraut für die Gesundheit ein: Entweder Sie trinken drei Wochen lang dreimal täglich eine Tasse Zinnkrauttee (in der Apotheke oder der Drogerie). Er wird so zubereitet: Einen Teelöffel Zinnkraut mit einer Tasse kochendem Wasser übergießen, acht Minuten ziehen lassen, durchseihen, ungesüßt trinken. Oder Sie nehmen dreimal täglich eine Zinnkrautkräutertablette (im Reformhaus) mit reichlich Flüssigkeit zu sich. Damit nimmt man den konzentrierten Trockenextrakt des Zinnkrautes auf und kann damit eine intensivere und schnellere Wirkung erwarten.

Champignons stärken die Knochen

Zu Großmutters Zeiten war eine Krankheit ganz besonders gefürchtet: Rachitis. Überall dort, wo arme Familien in dunklen, feuchten Wohnungen leben mußten und wenig zu essen hatten, litten Kinder unter Knochenschwäche, Trichterbrust und Zahnschäden. Bereits damals wußte man aus Erfahrung, daß Sonne und natürliches Licht sowie gesunde Ernährung dieser Krankheit vorbeugen können.

Große flache Zuchtchampignons

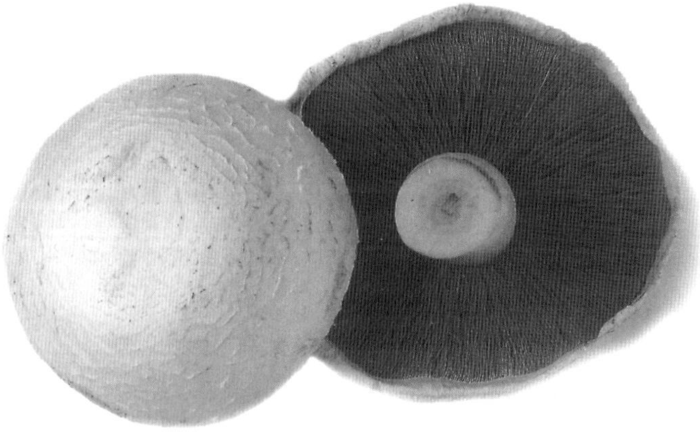

Champignons ›speichern‹ den Sonnenschein

Darum schickte Großmutter ihre Kinder und Enkel so oft wie möglich zum Spielen in den Hof oder in den Garten. Und wenn es im Winter tagelang draußen dunkel war und keinen Sonnenschein gab, pflegte sie zu sagen: »Dann müssen wir eben ganz bestimmte Lebensmittel essen, die für uns die Sonnenstrahlen gespeichert haben!«

Und dann gab es entweder Champignons oder Meeresfisch. Es gab damals viele Menschen, die das belächelten. Heute weiß man, daß Großmutter vollkommen richtig gehandelt hat, denn es gibt exakte wissenschaftliche Erklärungen. Die entscheidende Rolle dabei spielt das Vitamin D.

Der menschliche Körper kann das Vitamin D, auch Calciferol genannt, nur dann bilden, wenn Sonnenstrahlen auf die Haut auftreffen. Das Vitamin D ist eine lebensnotwendige Substanz für den Knochenaufbau sowie für die Kräftigung des gesamten Skeletts. Der Mineralstoff Calcium braucht das Vitamin D als Partner im Kampf gegen Osteoporose. Neueste Studien an der Berkeley Universität in Kalifornien, USA, haben ergeben: Vitamin D hilft, das Risiko für Darmkrebs, Brustkrebs und Prostatakrebs zu senken. Viele Menschen, die ›sonnenhungrig‹ sind, brauchen mehr Vitamin D, um sich wohlzufühlen.

Was aber kann man tun, wenn tage- und wochenlang keine Sonne scheint, wenn es so düster ist, daß der Organismus nicht genügend Vitamin D produzieren kann? Am Linus-Pauling-Ernährungsforschungsinstitut in Washington State, USA, hat man nachgewiesen: Es gibt ganz wenige Naturprodukte in unserer Nahrung, die uns das Vitamin D direkt liefern. In ganz kleinen Mengen finden wir Vitamin D in Geflügelfleisch, in sinnvollen Mengen ist es in Meeresfischen enthalten. Es ist daher wichtig, an düsteren Wintertagen ein- bis zweimal die Woche je 200 Gramm Meeresfisch zu genießen.

Die wichtigsten Lieferanten für das »Sonnenvitamin‹ D aber sind die Champignons. Der Genuß von 100 Gramm Champignons liefert dem menschlichen Organismus soviel Vitamin D, daß damit der Bedarf für zwei Tage gedeckt werden kann. Man könnte daher in einem griffigen Vergleich sagen: 100 Gramm Champignons ersetzen zwei Tage Sonnenschein für unsere Gesundheit.

Das sind heute klare Aussagen von erfahrenen Ernährungsexperten, die das Wissen unserer Großmütter bestätigen.

Grüner Hafertee bei Gicht und Rheuma

Auch zu Großmutters Zeiten ist, wenn die Umstände es zuließen, immer wieder zu viel und zu üppig gegessen worden. Dabei wurde auch früher schon mit Fleisch und mit Alkohol übertrieben. Die Folge waren Gichtanfälle und ein Zunehmen der Rheumabeschwerden. In solchen Fällen hatte Großmutter ein probates Hausmittel an der Hand: Grünen Hafertee aus der Apotheke.

Erstmals propagierte diesen Tee der Pflanzenforscher und Schäfer Karl Vollmer auf der Schwäbischen Alp. Er erntete den grünen Hafer zur Zeit der Haferblüte, trocknete ihn schonend und vermischte ihn dann mit etwas Brennesselkraut und Johanniskraut. Wichtig war, daß der Hafer vor Sonnenaufgang geerntet wurde.

Heute ist diese alte Tradition durch eine wissenschaftliche Studie voll bestätigt. Dr. Peter Drisch, Cherarzt der Kliniken im Alpenpark Bad Wiessee, hat nachgewiesen: Der grüne Hafertee ist ein hervorragendes Naturmittel zur Senkung eines zu hohen Harnsäurespiegels. Dadurch ist es möglich, die heute vielverbreitete allgemeine Übersäuerung unseres Organismus zu bekämpfen. Zu hoher Fleisch-, Zucker- und Weißmehlkonsum stören nämlich das Säurebasengleichgewicht in uns. Ein Säurenübergewicht macht im Laufe der Zeit krank.

Grüner Hafer entschlackt den Körper

Der grüne Hafertee senkt aber nicht nur zu hohe Harnsäurewerte im Körper. Er regt den gesamten Stoffwechsel an, aktiviert die Entwässerung und fördert das Ausscheiden von Abbauprodukten und Giften aus dem Organismus.

Diese vielfältige Wirkung, die unsere oft nicht sehr gesunde Ernährung auszugleichen hilft, ist auf die wertvollen Wirkstoffe des jungen Hafers zurückzuführen. Das sind Saponine, Alkaloide, Flavonoide, Vitamine der Gruppe B, die Mineralstoffe und Spurenelemente Magnesium, Calcium, Zink, Eisen, Kieselsäure und Kupfer. Vor allem durch das Alkaloid Avenin wirkt der Tee auch beruhigend und kräftigend.

Nach wie vor wird der grüne Hafertee auch heute noch wie zu Großmutters Zeiten in der Praxis eingesetzt. Bei Gicht, Rheuma, nicht ausgewogener Ernährung und damit bei starker Übersäuerung des Körpers führt man folgende Kur durch: ein Eßlöffel grüner Hafertee wird in einen Topf mit zwei Tassen siedendem Wasser eingerührt. Zugedeckt 20 Minuten leicht sieden lassen, dann durchseihen. Ungesüßt lauwarm täglich vier bis sechs Tassen trinken.

Für Eilige, die nicht so viel Zeit haben: Es gibt den grünen Hafertee heute auch in praktischen Filterbeuteln. Er wird vor allem in vielen Kurhäusern und Sanatorien bei Gicht- und Rheumatherapien angewendet.

Den grünen Hafertee erhält man in derApotheke, der Drogerie oder dem Reformhaus.

Folsäure für ein längeres Leben

Schon immer wollten die Menschen möglichst lange fit und vital bleiben. Unsere Großmütter hatten da so einen Spruch: »Wer lange jung sein möchte, der muß reichlich Kartoffeln, Milchprodukte und Spinat essen!« Keiner wußte damals, warum gerade diese Naturprodukte solche wunderbaren Eigenschaften hatten. Es war einfach Tradition, darin eine Art Jungbrunnen zu sehen.

Heute weiß man nach allerneuesten ernährungswissenschaftlichen Erkenntnissen, daß in Großmutters Spruch viel Wahrheit steckte. Bis vor kurzem war das große Thema fürs Jungbleiben ein gesunder Cholesterinspiegel. Denn zu hohe Cholesterinwerte schaden Herz und Kreislauf und fördern die Adernverkalkung.

Seit ganz kurzer Zeit weiß man nun aber, daß es außer dem Cholesterin noch einen zweiten gefährlichen Feind fürs Altern gibt: das Homocystein. Wenn der Mensch mit der täglichen Nahrung Eiweiß zu sich nimmt, entsteht bei der Verarbeitung dieses Eiweißes im Organismus als Nebenprodukt eine aggressive Aminosäure. Das ist das Homocystein. Grundsätzlich sollte es schnell wieder abgebaut werden. Wenn sich aber jemand falsch ernährt, zuviel Eiweiß, und das heißt zumeist zu viel Fleisch zu sich nimmt, befinden sich große

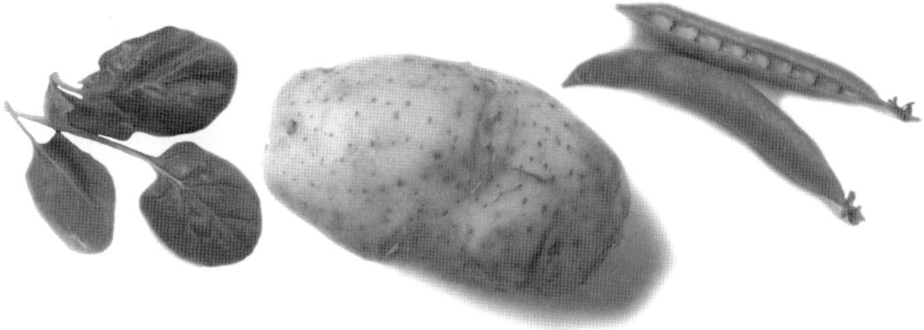

Diese Lebensmittel enthalten viel Folsäure: junger Spinat, Kartoffel, Erbsen

Mengen des Homocystein im Körper. Sie greifen unsere Gefäße an, entzünden sie und machen sie rauh. Und an diesen Stellen bildet sich dann die Adernverkalkung.

Jeder kann mitwirken, daß er länger jung bleibt

Dazu meint die Wissenschaftlerin und Ärztin Dr. Irmgard Niestroj vom europäischen Zentrum für Immun-Forschung an der Schwarzwald Privatklinik Obertal, eine Pionierin auf dem Gebiet der deutschen Homocysteinforschung: »Die gute Nachricht: Jeder kann dafür sorgen, daß sich in seinem Körper nicht zuviel Homocystein bildet und kann daher mitwirken, daß er länger jung bleibt!«

Der natürliche Feind vom Homocystein im Organismus ist in erster Linie die Folsäure. Sie ist in interessanten Mengen in Vollkornprodukten, in Kartoffeln, Milchprodukten, in allen grünen Blattgemüsen, vor allem aber im Spinat und Hülsenfrüchten zu finden. Auch die Muttermilch ist reich an Folsäure.

Dazu Dr. Irmgard Niestroj: »Da aber viele Menschen einen bedrohlichen Folsäuremangel haben, den man im Labor feststellen kann, muß man zusätzlich zur Nahrung Folsäure in Form von sogenannten Folarellpräparaten aus der Apotheke aufnehmen.«

Im Kampf gegen zu hohe Homocysteinwerte ist es auch sinnvoll, sich regelmäßig mit den Vitaminen B 6 und B 12 zu ernähren. Vitamin B 6 findet man in Nüssen, Bananen und Fisch, Vitamin B 12 in Quark, Eiern und Sauerkraut.

Großmutter hat es bloß geahnt. Die moderne Wissenschaft kann es beweisen: Wir können uns mit gezielter Nahrung länger jung erhalten.

Joghurt stärkt die Immunkraft im Darm

Es war immer schon so: Wenn jemand eine Krankheit überstanden hatte und längere Zeit Medikamente einnehmen mußte, wenn jemand sich falsch ernährt hatte, streikten der Magen und mitunter die gesamte Verdauung. Großmutter hatte da immer ein probates Mittel zur Hand. Sie riet: »Jetzt mußt du eine Joghurt-Kur machen. Das Joghurt macht Magen und Darm wieder gesund!«

Das entspricht auch heute voll und ganz den Erkenntnissen der Ernährungswissenschaft. Unsere täglichen Mahlzeiten sind nicht nur Gaumenfreuden. Wir nehmen mit jedem Essen auch die nötige Energie, Vitamine, Mineralstoffe, Spurenelemente, Enzyme und Ballaststoffe auf. Das alles aber kann vom Organismus nur dann genutzt werden, wenn im Darm alles in Ordnung ist. Unsere Darmflora, das Darmmilieu, muß in Ordnung sein. Diese Darmflora besteht aus Milliarden von ›freundlichen‹ und ›positiven‹ Bakterien, die unsere Nahrung nicht nur aufschließen, sondern die auch am Aufbau unserer Immunkraft beteiligt sind.

Diese Helferbakterien können aus verschiedenen Gründen in ihrer Arbeit gestört und zerstört werden: Durch langfristige Medikamenteneinnahme, durch Streß, falsche Ernährung, schlechte Eßgewohnheiten, nach Operationen oder einer Strahlentherapie.

Und so kann man die Darmflora wieder aufbauen:

Wichtig ist der Aufbau der Darmflora

- Ernähren Sie sich grundsätzlich ausgewogen, also mit vielen Vitaminen, Mineralstoffen, Spurenelementen und Ballaststoffen. Essen Sie Vollkornprodukte, Gemüse und Obst.
- Gut gekaut ist halb verdaut: Lassen Sie jeden Bissen lange im Mund und kauen Sie gründlich.
- Bauen Sie belastenden Streß ab.
- Ruhen Sie sich zwischendurch aus und schlafen Sie jede Nacht mindestens acht Stunden.
- Bewegen Sie sich viel, gehen Sie oft zu Fuß, treiben Sie Freizeitsport.
- Und beherzigen Sie auch heute noch Großmutters Rat: Machen Sie eine mehrwöchige Kur mit Joghurt. Joghurt enthält ›freundliche‹ Bakterien, die die Darmflora wieder sanieren. Es sollte allerdings ein Joghurt mit lebenden Bakterienkulturen sein. Die Bakterien eines normalen Joghurts werden von der Magensäure vernichtet und gelangen nicht aktiv in den Darm, lebende Bakterienstämme dagegen schon. Dazu gehört zum Beispiel der ›Lactobazillus casei actimell‹. Dieser Bazillenstamm unterstützt die Immunkraft, regt die Darmtätigkeit an, steigert die Eigenproduktion von Enzymen und Vitaminen und bekämpft krebserregende Substanzen im Darm. Trinken Sie also drei Wochen lang jeden Tag ein bis zwei Becher Joghurt mit lebenden Bakterienkulturen.

Wenn das nicht zum Ziel führt, weil die Darmflora bereits massiv gestört und geschwächt ist, wird der Arzt zur Aufnahme von sogenannten Biocultkulturen in Drageeform aus der Apotheke raten. Man bringt auf diese Weise positive Darmbakterien ein, mit denen die Darmflora wieder neu aufgebaut wird.

Die Zwiebel hält Zellen und Adern jung

Bereits 4000 vor Christi Geburt wurde bei den Chaldäern und Ägyptern die Zwiebel als Küchengewürz und Heilpflanze gezüchtet. Das kann man aus Wandmalereien und Fresken erkennen. Auch bei den Griechen und Römern war die Zwiebel hoch angesehen. Kein Wunder, daß später auch unsere Großmütter die Küchenzwiebel nicht nur für die Zubereitung von Speisen, sondern auch für die Gesundheit der Familie einsetzten.

Wenn jemand an Durchblutungsstörungen litt, bekam er über einen längeren Zeitraum reichlich rohe Zwiebeln zu essen. Aber auch zum Anregen der Verdauung und gegen Appetitlosigkeit verabreichte Großmutter Zwiebeln. Und sie sagte immer dazu: »Wer viel Zwiebel ißt, der hat bis ins hohe Alter junge Adern!« Heute befaßt sich die Naturmedizin ernsthaft mit der Zwiebel als Arznei. Und es konnten Omas Behauptungen Zug um Zug wissenschaftlich bestätigt werden.

Was macht die Zwiebel so wertvoll?

Was macht nun die Zwiebel so wertvoll? Man kennt heute all ihre Wirkstoffe: Mineralstoffe, Spurenelemente, Proteide, die Vitamine

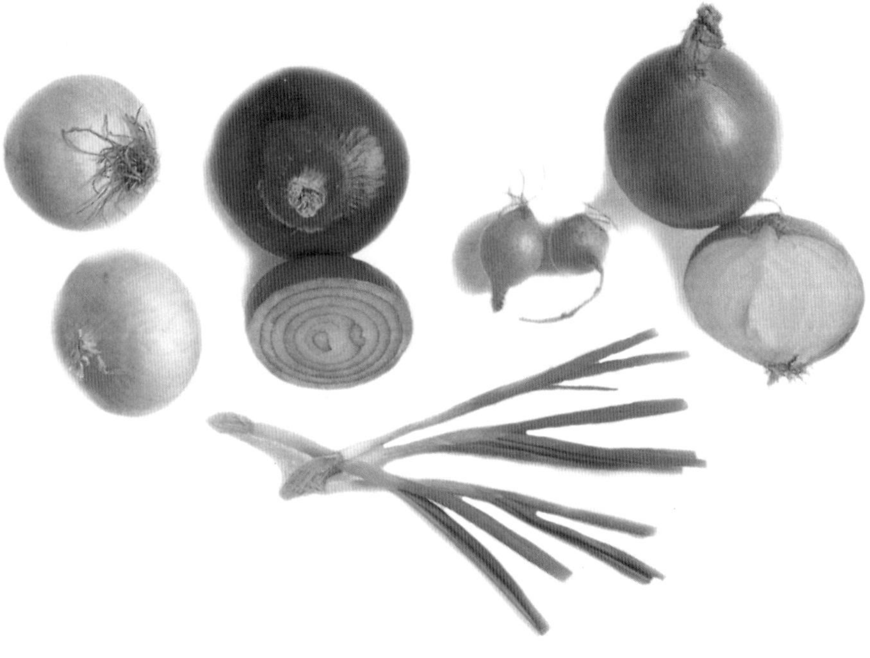

A, B 1, B 2, PP, B 5, C und E sowie eine Reihe von flavonoidhaltigen Substanzen und ätherischen Ölen, die unter dem Wirkstoffbegriff Neogelacap zusammengefaßt werden. Außerdem hat der russische Forscher Prof. Dr. Gurwitsch in einer Studie nachgewiesen: Wenn man Zwiebeln verzehrt, wird im Organismus eine Strahlung frei, die verjüngend auf die Zellen wirkt. Und amerikanische Forscher haben herausgefunden, daß die ätherischen Öle der Zwiebel – wie auch das Allicin im Knoblauch – imstande sind, das Blut flüssig zu halten und eine frühzeitige Adernverkalkung zu verhindern. Der hohe Gehalt an Vitamin C und einiger antibiotischer Substanzen macht die Zwiebel obendrein stark gegen Erkältungen.

Viele Ärzte und Ernährungswissenschaftler raten daher, reichlich Zwiebeln in rohem Zustand zu verzehren, um all diese gesundheitlichen Vorteile erzielen zu können. In jüngsten Studien hat sich herausgestellt: Eine Zwiebelkur steigert die Produktion von Gallensäure, senkt erhöhte Cholesterinwerte und schwemmt überflüssiges Wasser aus dem Körper. Es zeigen sich oft auch Besserungen bei Ohrgeräuschen.

Damit ist die Zwiebel heute auch als Heilpflanze unumstritten.

Schwarzkümmel gibt den Atemwegen Kraft

Schwarzkümmel ist ein jahrtausende-altes Heilmittel

Bei ägyptischen Ausgrabungen in der Nähe von Luxor fand man als Beigabe im Grab des legendären Pharaos Tutenchamun eine kleine Flasche mit einer geheimnisvollen Flüssigkeit. Bei näherer Untersuchung stellte sich heraus, daß es sich um Schwarzkümmelöl handelte. Es war bereits bei den Ägyptern vor rund 3000 Jahren als Arznei hochgeschätzt. Auch der Prophet Mohammed lobt in seiner Schrift ›Hadith‹ die wunderbaren Eigenschaften des Schwarzkümmelöls.

Im frühen Mittelalter wurde der Schwarzkümmel bei der Bevölkerung vielfach zum Würzen von Fladenbrot verwendet. Kaiser Karl der Große und später Hildegard von Bingen sahen darin ein Heilkraut und förderten auch den Anbau in Heilkräutergärten. Damals nannte man die Pflanze ›Schwarzer Koriander‹ oder ›Römischer Kümmel‹.

Danach geriet der Schwarzkümmel in Vergessenheit und wurde nur als Küchengewürz eingesetzt. Nur sehr versierte, erfahrene Großmütter wendeten den Schwarzkümmel zwischen den beiden Weltkriegen als Hausarznei an. Schwarzkümmel mußten all jene in der Familie zu sich nehmen, die nach einer Krankheit schwach waren und sich regenerieren sollten. Damit wurden die natürlichen Abwehrkräfte gestärkt. Aber auch bei Bronchitis und Keuchhusten wurden Schwarzkümmel und Schwarzkümmelöl eingesetzt. Man sprach damals auch von der Nigellakur, weil der Schwarzkümmel mit lateinischem Namen Nigella Sativa heißt.

Diese Kur der Großmutter half gegen Blähungen, Durchfall und Gallenbeschwerden. Stillende Mütter bekamen das Nigellaöl, damit die Milchbildung angeregt wurde. Heute wird im modernen Ägypten das Schwarzkümmelöl in der Medizin bei Candidapilzbefall zur Stärkung der Immunkraft empfohlen.

Im vergangenen Jahr kamen amerikanische Wissenschafter bei der Untersuchung des Schwarzkümmelöls zu erstaunlichen Ergebnissen. Diese konnte der Münchner Immunologe Dr. Peter Schleicher bestätigen. Er beobachtete beachtliche Erfolge bei Heuschnupfen, Stauballergien, bei Neurodermitis, Bronchitis und bei schwachen natürlichen Abwehrkräften.

Vorbeugende Wirkung auch gegen Krebs?

Prof. Dr. Michael Meurer von der dermatologischen Klinik in München hat die entzündungshemmende Wirkung des Schwarzkümmelöls bei Neurodermitis nachgewiesen. In Indien wird es zudem als natürliches Antibiotikum eingesetzt. Und beim internationalen Krebskongreß in Neu-Dehli 1994 betonten Wissenschaftler, daß das Öl sogar das Risiko gegen Krebsgefahr senken kann.

Schwarzkümmelöl wird in Form von Kapseln und in flüssiger Form (im Reformhaus oder in der Apotheke) eingenommen.

Kamillenblüten besiegen Gastritis

Viele belächelten Großmutters Begeisterung für die Heilpflanze Kamille. Die Kamillenblüten, die sie in der Hausapotheke aufbewahrte, setzte sie gegen die verschiedensten gesundheitlichen Probleme ein, gegen Schlaflosigkeit, Beklemmungen sowie Verdauungsstörungen, vor allem Gastritis. Wann immer jemand in der Familie unter derartigen Störungen litt, war schnell eine Tasse mit lauwarmem, ungesüßten Kamillentee zur Stelle.

Wer nun denkt, daß die Kamille ein Hausmittel von gestern ist, irrt. Die medizinische Wissenschaft hat mit neuesten Untersuchungen die Kamille zu einer modernen, zeitgemäßen Naturarznei gemacht. Die Wirkung dieser Heilpflanze beruht auf den ätherischen

Ölen Chamazulen, Farnesen und Bisabolol, aber auch auf Flavonoiden, Cumarinen, Tannin und Aminosäuren. Das Chamazulen und das Bisabolol wirken antiseptisch, hemmen Entzündungen und lindern Schmerzen. Kamille wirkt auf die Muskulatur von Magen und Darm auch krampflösend.

Neueste Forschungen in den USA haben nachgewiesen: Die Kamille läßt sich hervorragend bei hyperaktiven Kindern, bei gestreßten Erwachsenen und bei zahnenden Babys einsetzen. Die ätherischen Öle der Kamille beugen Geschwüren im Magenbereich vor. Blähungen, Sodbrennen und Durchfall sowie Magenverstimmungen können bestens damit bekämpft werden. Auch bei Menstruationsschmerzen sowie bei Schmerzen vor den Tagen hilft Kamille vielen Frauen und Mädchen.

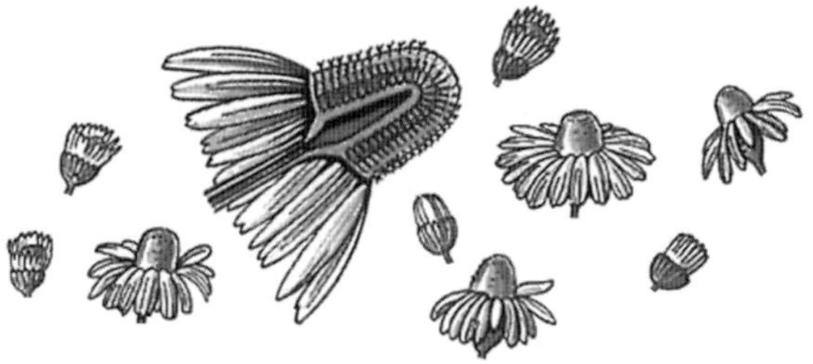

Die Blüten der echten Kamille sind innen hohl

Klinische Studien haben bestätigt: Einreibungen von Kamillenöl können Schmerzen bei Gicht und Rheuma lindern, Kompressen mit Kamillentee helfen gegen Ischias, Bronchialkatarrh kann durch die Inhalation der Kamillenteedämpfe erstaunlich verbessert werden. Auch die Haarkosmetik setzt Kamille ein.

Am meisten aber hat sich heute in der Medizin der Kamillentee gegen Magenschleimhautentzündung durchgesetzt. Noch vor gar nicht so langer Zeit wurde dem Patienten bei Gastritis eine Rollkur mit Kamillentee verordnet.

Mehr und mehr Hausärzte aber sind inzwischen dazu übergegangen, in diesem Fall eine Kamillenteerollkur zu empfehlen. Und so wird sie durchgeführt: ein Eßlöffel Kamillenblüten (in der Apotheke, dem Reformhaus oder der Drogerie) wird mit 1/4 Liter kochendem Wasser übergossen. Zehn Minuten ziehen lassen und durchseihen. Der Tee wird lauwarm zügig getrunken. Dann legt man sich fünf Minuten auf den Rücken, fünf Minuten auf die rechte Seite, fünf Minuten auf den Bauch und schließlich fünf Minuten auf die linke Seite. Auf diese Weise gelangen die Wirkstoffe der Kamille an die angegriffene

Magenschleimhaut, stoppen die Entzündung, bekämpfen krankmachende Bakterien und stärken die Selbstheilreaktionen des Magens.

Auch die Hautmedizin hat die heilende Kraft der Kamille entdeckt. Gegen Verbrennungen, Hautjucken, Ekzeme und Entzündungen werden Kamillensalben und -cremes erfolgreich verwendet.

Jeder kann sich gesund und schön schlafen

Im Schlaf regeneriert sich unsere Haut

Sie alle kennen den Satz, der vor allem von Frauen geäußert wird: »Ich muß jetzt ins Bett. Ich brauche meinen Schönheitsschlaf!« So manche Frau wurde damals deswegen belächelt. Doch sie bildete sich nicht bloß ein, daß sie durch langes Schlafen attraktiver und jünger wirkte. Die moderne Wissenschaft hat diesen Spruch nun bestätigt. Am Dermatologischen Institut am Health Science Center der Universität von Utah in Salt Lake City, USA, hat man in jahrelangen Untersuchungen herausgefunden, wie wichtig der Schlaf für unser Aussehen ist, und was beim Schlaf alles in unserer Haut vorgeht:

- Im Schlaf tankt der Körper nicht nur Energie, sondern auch Schönheit. Bekommt der Organismus nicht genügend Schlaf, dann fühlen wir uns nicht nur müde, schlecht und ausgelaugt. Auch Stoffwechselschlacken werden nicht ausreichend abgebaut. Dadurch sieht die Haut welk, schlaff, grau und faltig aus, bekommt oft auch Pickel.
- Der Körper ruht beim Schlaf. Seine Temperatur sinkt, der Puls wird langsamer, Atmung, Magen, Darm, Nieren und Leber arbeiten reduziert. Auch das Nervensystem und die Hormonproduktion gehen auf Sparflame. Die Haut jedoch arbeitet im Schlaf mit voller Aktivität. Sie vollbringt gewaltige Aufbau- und Reparaturarbeit. Sie erneuert ihre Zellen und scheidet verstärkt Schlackenstoffe aus.
- Die einzelnen Zellen der Haut nehmen aus dem Körper mehr Eiweiß auf und können damit alle Nährstoffe, die ihnen zur Verfügung stehen, besser verwerten.
- Nach entsprechend langem Schlaf ist die Haut glatter. Kleine Fältchen sind verschwunden.
- Die Durchblutung der Haut funktioniert besser. Daher wirkt der Teint frischer und auch jünger.
- Nach dem Schlaf haben auch die Haare mehr Glanz.

– Ganz besonders deutlich kann man die ›Kosmetiktherapie‹ Schlaf an den Augen erkennen: Sie glänzen und lassen dadurch das gesamte Aussehen attraktiver erscheinen.

Das Ergebnis der amerikanischen Studie: Für ein positives, gesundes und schönes Aussehen sollte man nachts mindesten acht Stunden schlafen. Es gibt Frauen, die zeitweise sogar zehn Stunden Schlaf benötigen.
Ein Schönheitsschlaf muß tief und ungestört verlaufen. Daher sollte man ihn mit Naturrezepten fördern:

– Füllen Sie ein kleines Leinenkissen mit getrockneten Kräutern, mit Lavendel, Melisse und Kamille zu gleichen Teilen. Betten Sie Ihren Kopf darauf.
– Oder geben Sie jeweils zehn Tropfen Lavendelöl, Kamillenöl, Melissenöl oder Mandarinenöl auf das Kopfkissen.
– Oder trinken Sie vor dem Zubettgehen eine Tasse Hibiskusblütentee mit zwei Teelöffeln Melissengeist und zwei Teelöffeln Honig.
– Nehmen Sie vor dem Zubettgehen ein warmes Fußbad. Rühren Sie dazu in sieben Liter Wasser eine Handvoll Kochsalz ein.

Paprika schützt das Herz vor Streß

Paprika hilft bei Erkältungen

Paprikaschoten in den Farben Grün, Gelb und Rot waren schon immer ein beliebtes Gemüse bei den Indianern in Süd- und Mittelamerika. Columbus war vom Paprikageschmack fasziniert und brachte ihn nach Spanien. Von hier aus verbreitete er sich über die ganze Welt. Durch die Türken kam er nach Ungarn, wo er im Laufe der Zeit zu einer Nationalfrucht wurde und noch heute ist.

In erster Linie galt Paprika immer als schmackhaftes Gemüse. Unsere Großmütter aber setzten ihn mit bewundernswertem Instinkt auch als Medizin ein. Wenn jemand in der Familie erkältet war, mußte er reichlich rohe Paprikaschoten kauen. Und die anderen, die gesund waren, mußten es auch tun, um nicht krank zu werden. Großmutter wußte nicht, warum das funktionierte. Sie stellte es bloß fest.

Heute gibt es dafür eine logische Erklärung: Paprikaschoten zählen zu jenen Gemüsesorten, die unserem Organismus große Mengen an Vitamin C liefern. Und Vitamin C schützt uns vor Erkältungen, weil es der ›Sprit‹ für unsere Abwehrzellen ist. Ganz besonders viel davon ist in den roten Paprikaschoten enthalten. Ein anschauliches Beispiel: Eine einzige Paprikaschote liefert mehr Vitamin C als vier Orangen. Durch diesen hohen Vitamin-C-Gehalt ist die Paprikaschote auch ein Antistreßgemüse.

Vielleicht hat Ihnen Ihre Großmutter seinerzeit auch folgenden Spruch aufgesagt: »Es ist kein Scherz: Paprika schützt das Herz!«

Heute liegen Studien von der angesehenen britischen Universität in Oxford vor, die genau das nachgewiesen haben: Die Substanz Capsaicin sowie eine Reihe von Bioflavonoiden sorgen in der Paprikaschote dafür, daß unser Blut flüssig bleibt, nicht eindickt, daß sich keine Blutplättchen verklumpen. Dabei beugen Paprika Thrombosen, Herzinfarkt und Hirnschlag vor und halten damit das Herz jung.

An der Memorial Universität von Neufundland in St. Johns hat man herausgefunden, daß der regelmäßige Genuß von rohen Paprikaschoten die Leistungsfähigkeit des Herzens steigert, die Durchblutung von Magen, Haut und Gehirn verbessert, was auch zu einer Besserung der Konzentrationsfähigkeit führt. Paprika hält körperlich und geistig jung, kann auch Lebensfreude und die Liebeskraft positiv beeinflussen.

Menschen, die vom Alkohol und vom Nikotin loskommen möchten, haben weniger Probleme dabei, wenn sie regelmäßig Paprikaschoten knabbern. Somit hat die moderne Ernährungswissenschaft klar und deutlich bestätigt, was unsere Großmütter geahnt haben.

Gelbe und rote Paprika

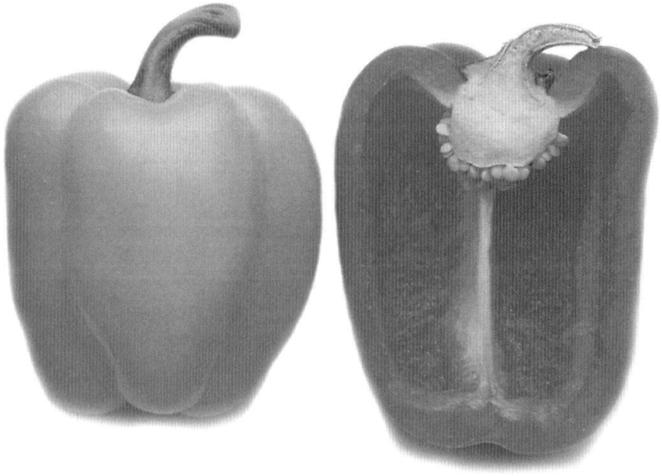

Knoblauch gegen Durchblutungsstörungen

Knoblauch hatte bei unseren Großmüttern nicht nur in der Küche als Gewürz eine enorme Bedeutung. Er war auch damals bereits eine sehr geschätzte Naturarznei. Oma war überzeugt: Wer lange Zeit regelmäßig Knoblauch ißt, schützt sich damit vor Erkältungen, stärkt das Herz und verbessert die Durchblutung in den Beinen. Knoblauch hilft bei Potenzproblemen und bei körperlicher und geistiger Müdigkeit.

Knoblauch hat zahlreiche positive Wirkungen

Großmutter setzte im Grunde genommen eine uralte Tradition fort, die bereits im alten Ägypten begann, wo der Knoblauch als Kraftspender und Gesundmacher galt. Heute ist alles, was Großmutter über den Knoblauch erzählte, wissenschaftlich belegt. Aber nicht nur das: In zahllosen Studien konnten noch viel mehr positive Wirkungen des Knoblauchs nachgewiesen werden. Es gibt kaum eine andere Heilpflanze, über die in den letzten Jahren soviel geforscht wurde.

Das ist in erster Linie einem Deutschen zu verdanken, dem man auch den Beinamen ›Knoblauchpionier‹ gegeben hat. Es ist der 65jährige Berliner Biologe und Chemiker Kuno Lichtwer. Er begann im Jahr 1981, den Knoblauch nach strengsten wissenschaftlichen Kriterien zu analysieren. Sein Wunschtraum war: »Ich möchte, so wie man es bei chemischen Medikamenten macht, auch beim Knoblauch Wirkungen exakt in Doppelblindstudien beweisen können. Ich möchte dem Knoblauch den Stellenwert einer Arznei geben, die man ernst nimmt.«

Es ist ihm gelungen. Denn heute liegen viele beeindruckende wissenschaftliche Studien über die ›tolle Knolle‹ vor, die alle mit chinesischem Kwai-Knoblauchpulver durchgeführt worden sind und daher als Kwai-Studien in die Geschichte der Naturmedizin eingegangen sind. Hier die Ergebnisse:

- An der Universität Homburg an der Saar hat Prof. Dr. Holger Kiesewetter herausgefunden: Mit Knoblauch kann man erfolgreich schwere Durchblutungsstörungen in den Beinen bekämpfen. Patienten mit dem gefürchteten Raucherbein können mit Knoblauchkuren vor der Amputation gerettet werden. Knoblauch ist damit auch eine erfolgreiche Waffe gegen dauerkalte Füße.
- An der weltberühmten britischen Oxford Universität hat eine Studie ergeben, daß die ständige Aufnahme von Knoblauch ent-

scheidend das Risiko für Herzinfarkt und Schlaganfall senken kann. Das liegt vor allem daran, daß Knoblauch die Arterienverkalkung bremsen und bis zu einem gewissen Grad zurückbilden kann.
- Am Herzforschungszentrum in Moskau sowie an der Universität von Thessaloniki in Griechenland, konnte nachgewiesen werden: Knoblauch senkt zu hohe Cholesterinwerte und zu hohen Blutdruck.

Großmutter nahm als Naturarznei die frischen Knoblauchzehen. Medizin und Wissenschaft arbeiten heute bei ihren Studien mit Knoblauchpräparaten wie etwa Knoblauchpulverdragees, da man nie genau wissen kann, ob und wieviel Wirkstoffe in einer Knoblauchknolle vorhanden sind. In einem Dragee hingegen befindet sich immer die gleiche Menge Knoblauchextrakt in gleichbleibender Qualität. Großmutters Wissen über den Knoblauch hat heute Eingang in die anerkannte Naturmedizin gefunden.

Magnesium und Chinin bei Wadenkrämpfen

Mit gesunder Lebensweise kann man Krämpfen vorbeugen

Auch zu Großmutters Zeiten haben Frauen in jedem Alter, Mädchen, Senioren und Schwangere immer wieder über Wadenkrämpfe geklagt. Man kannte zwar noch nicht die Ursachen, aber Großmutter hatte da ein einfaches Erste-Hilfe-Programm. Hier ist es:

Wenn der Wadenkrampf da ist, umfassen Sie mit den Händen die Zehen des betreffenden Fußes und ziehen Sie daran in Richtung Schienbein. Laufen Sie umher, treten Sie dabei fest auf den Boden auf. Oder treten Sie mit der Fußsohle kräftig gegen die Wand. Großmutter massierte die schmerzende Wade und goß warmes Wasser darüber.

Viele haben früher über diese Praktiken unserer Großmütter gelächelt. Das ist vorbei: Prof. Dr. Reinhard Wodick vom Institut für Sportmedizin an der Universität Ulm hat jetzt die Wirksamkeit dieser Mittel nachgewiesen: »Das sind ganz hervorragende, wirksame Maßnahmen, die jeder Arzt seinen Patienten auch heute weitergeben sollte!«

Großmutter hatte da aber noch so einen Trick gegen Wadenkrämpfe. Sie war überzeugt, daß man langfristig auch etwas über die Ernährung tun konnte. Sie riet allen, die an Wadenkrämpfen litten, folgende Produkte in den Speiseplan einzubauen: Vollkornprodukte, Müsli, Kakao, Nüsse, Haferflocken, Reis, Hirse.

Auch für dieses Geheimnis hat Prof. Dr. Reinhard Wodick die Erklärung gefunden. Großmutter riet, ohne es zu wissen, zu Produkten, die reich am Mineralstoff Magnesium sind. Und heute weiß man aus einer Reihe von Untersuchungen: In den meisten Fällen handelt es sich beim Wademkrampf um einen Mangel an Magnesium. Ohne Magnesium kann der Muskel, wenn er angespannt wurde, plötzlich zu keiner Entspannung mehr finden und bleibt verkrampft. An der Universität Ulm versorgt man daher Menschen, die zu Wadenkrämpfen neigen, speziell in der Sommerszeit, in der viel Sport getrieben wird, mit täglich zwei Magnesiumkautabletten aus der Apotheke, am besten in der verläßlichen, höheren Longoraldosierung von fünf Mg.

Zusätzlich lohnt es sich, magnesiumreiche Nahrung aufzunehmen.

Auch Großmutter wußte aus ihrer Erfahrung, daß es sehr hartnäckige Fälle von Wadenkrämpfen gibt, gegen die all ihre Weisheiten nichts halfen. Da holte sie dann Chinin aus der Apotheke. Dazu meint heute der Kölner Heilpflanzenforscher Dr. Harald Greve: »Handelt es sich beim Wadenkrampf um eine Nervenstörung in den Muskelfasern, dann setzt auch der Arzt heute Chinin ein. Der Wirkstoff Limptar N aus der Rinde des Chinabaumes in Tablettenform bringt rasche Hilfe.«

Zusätzlich rät Dr. Harald Greve: »Es gibt da noch weitere Tips unserer Großmütter, an die wir uns halten sollten, um Wadenkrämpfen vorzubeugen: Meiden Sie Alkohol und Nikotin. Machen Sie täglich Fußgymnastik. Legen Sie sich über Nacht eine Nackenrolle unter das Knie. Sparsam mit Abführmitteln und Entwässerungsmedikamenten umgehen.«

Man sieht: Die moderne Medizin hat bei Wadenkrämpfen Omas Erkenntnisse voll ins Programm aufgenommen.

Mittelmeerdiät – Ideal für Herz und Kreislauf

Bis vor wenigen Jahrzehnten hatten viele Menschen weder Geld noch Zeit, im Urlaub ins Ausland zu reisen. Von Ferien in Italien, Griechenland oder Spanien konnten die meisten nur träumen. Doch erzählte man sich davon, wie schön es am Mittelmeer ist und was man dort für köstliche Dinge genießt. Diese Erkenntnis kam auch von den vielen Einwanderern vor allem aus Italien, vielerorts Gastarbeiter genannt, die in nördlichere Länder gezogen waren. Sie brachten natürlich auch ihre kulinarischen Gewohnheiten mit.

Und in dieser Zeit gab es einen Ausspruch, an den Sie sich vielleicht auch erinnern können: »Vom Mittelmeer, vom Mittelmeer – da kommt die beste Küche her!« Und es wurde gesagt: Wenn man so ißt wie die Menschen in den Mittelmeerländern, bleibt man länger jung und lebt länger.

Das ist inzwischen durch zahllose wissenschaftliche Studien bestätigt worden. Die jüngste Untersuchung stammt von Prof. Dr. Michael Kunze vom Institut für Sozialmedizin an der Universität Wien. Sie besagt eindeutig: Überall dort, wo am Mittelmeer herkömmlich und klassisch gekocht und gegessen wird, ist die Rate für Herz-Kreislauf-Erkrankungen weitaus niedriger als bei uns. Es gibt viel weniger Herzinfarkte, die Menschen haben eine längere Lebenserwartung.

Man spricht daher im Volksmund von der ›Mittelmeerdiät‹, die im Grunde genommen keine Diät, sondern eine ausgewogene, gesunde Dauerernährung ist. Daß der Gesundheitszustand der Menschen am Mittelmeer tatsächlich so sehr von ihrem Essen abhängt, beweist

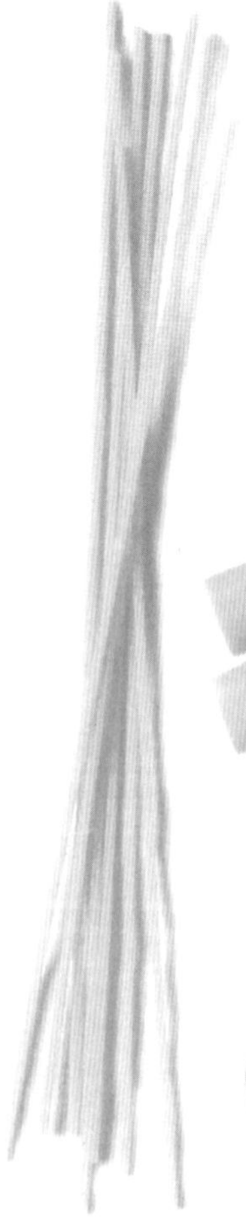

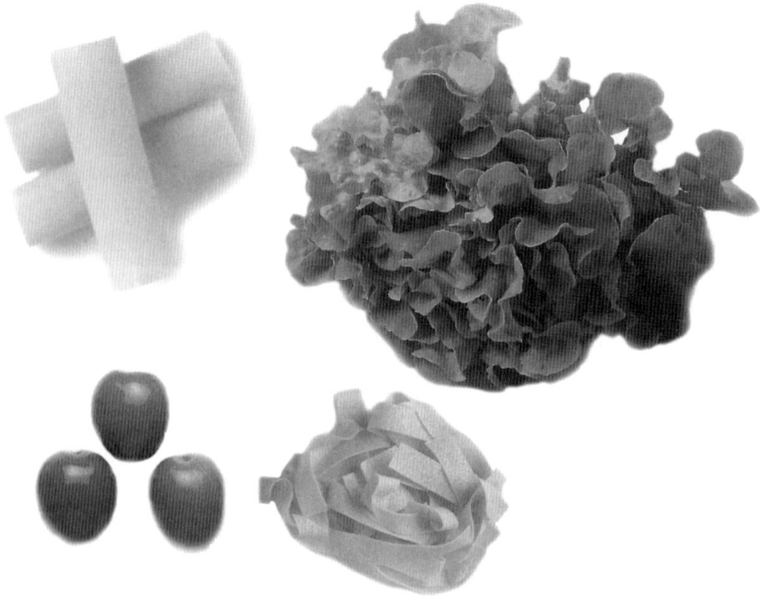

Einige Bestandteile der mediterranen Küche: Spaghetti, Cannelloni, Oliven, grüner Eichblattsalat, Papardelle

eine weitere Beobachtung aus der Wiener Studie: Dort, wo durch den Massentourismus oder durch heimkehrende Gastarbeiter unsere mitteleuropäische Ernährung mit reichlich tierischen Fetten und fettem Fleisch Eingang gefunden hat, steigen die Herz-Kreislauf-Erkrankungen rapide an.

Welches sind nun die Lebensmittel der ›Mittelmeerdiät‹? Ganz einfach:

- Man ißt reichlich rohes Gemüse in Form von Salaten, am besten zu Beginn einer Mahlzeit.
- Man verwendet für die Salate und auch die anderen Speisen Olivenöl. Es enthält 70 Prozent ungesättigte Fettsäuren, die Herz und Kreislauf stärken und schützen.
- Man ißt als Dessert reifes, süßes Obst. Das hat weniger Kalorien als Kuchen und Torten.
- Man spart beim Fleisch und genießt zwei- bis dreimal die Woche Fisch.
- Und man ißt Teigwaren, wie beispielsweise Spaghetti. Sie machen nur dann dick, wenn man dazu tierische Fette und fettes Fleisch konsumiert.

Eine Studie von Prof. Dr. Manfred Müller an der Universität Kiel hat ergeben: Wer sich wie die Menschen am Mittelmeer ernährt, wird auch bald keine Probleme mit Übergewicht haben. Die Mittelmeerdiät macht mit der Zeit auch schlank.

Bienenpollen helfen in den Wechseljahren

Frauen haben zu allen Zeiten unter Wechseljahrbeschwerden gelitten. Zu Großmutters Zeiten hat man nicht so öffentlich darüber gesprochen und diskutiert. Viele Frauen sind mit ihren Problemen nicht einmal zum Arzt gegangen. Sie genierten sich, über Hitzewallungen, Unwohlsein, depressive Zustände, Migräne, Kopfschmerzen, Schlafprobleme und andere gesundheitliche Störungen zu reden. Daher war es besonders wichtig, daß man damals bewährte Hausrezepte kannte, um sich helfen zu können.

Großmutter schickte jede Frau, die an Wechseljahrproblemen litt, zum Imker. Und sie sagte: »Kauf Dir dort Bienenpollen, iß jeden Tag einen Teelöffel voll. Und es wird dir gutgehen!«

Schon in der Antike wurden Bienenpollen als Heilmittel eingesetzt

Schon in der Antike kannte man dieses Rezept. Als Gegenstück zur Götterspeise Ambrosia nannten Griechen und Römer die Bienenpollen Melbrosia. Darunter versteht man die Blütenpollen, die die Bienen von Blumen, Sträuchern und Bäumen holen und mit ihren Sekreten zu kleinen Klümpchen verarbeiten. Großmutter wußte nicht, warum die Bienenpollen gegen Wechseljahrbeschwerden helfen. Sie wußte nur, daß sie guttaten. Heute kennt man die genauen Inhaltsstoffe dieser Vitalbomben. In den Pollen findet man Vitamine, Mineralstoffe, Spurenelemente, Enzyme, pflanzliche Hormonstoffe und Bio-Flavonoide. Alle zusammen geben der Frau wieder Kraft.

Das Hausrezept der Großmutter ist seit einiger Zeit in der Gynäkologie hoch geachtet und anerkannt:

- Der erste, der die Bienenpollen in die moderne Wissenschaft einführte, war Prof. Dr. Jeffrey Bland vom Linus Pauling Institut in Washington State, USA. Er fand heraus, daß sich die Frau während der Wechseljahre mit regelmäßigen Pollengaben schnell wieder erholt.
- Als nächstes befaßte sich der Hamburger Frauenarzt Dr. Werner Salomon mit den Pollen. Er führte Studien mit über 2000 Frauen durch. Die Betroffenen wurden schnell wieder selbstsicher, waren seelisch aufgebaut und hatten wieder ein erfülltes Liebesleben.
- Der italienische Frauenarzt Prof. Dr. Corletto in Venedig erzielte mit Bienenpollentherapien bei Frauen im Klimakterium Heilungsquoten von 95 Prozent. Weiters beobachtete er einen positiven Einfluß auf den Cholesterinspiegel, auf Herz und Kreislauf sowie auf den Knochenbau.
- Die spektakulärste, jüngste Studie stammt von Prof. Dr. Dr. Johannes Huber von der Universitäts-Frauenklinik in Wien. Er stellte fest: Frauen, die keine Hormone vertragen, können erfolgreich mit Melbrosia aus dem Bienenstock behandelt werden. Und bei Hormontherapien kann man mit parallelen Pollengaben die Hormondosis herabsetzen.

Heute brauchen Frauen nicht mehr zum Imker zu gehen. Es gibt Bienenpollen in der Apotheke in Kapseln. Die Frau im Klimakterium sollte einfach über einen längeren Zeitraum täglich drei Kapseln Pollen nehmen.

So ist Großmutters Hausrezept zur medizinischen Therapie geworden.

Borretsch ist Balsam für die Haut

Auch heute noch findet man in fast jedem Küchenkräutergarten die Pflanze Borretsch, deren dicke, haarige Blätter sich gut für Soßen, Suppen und Salate eignen. Schon in der Antike galt Borretsch gleichzeitig auch als Heilkraut. Plinius betonte: »Borretsch bringt Mut und Zuversicht, wenn man aus den Blättern Tee zubereitet!« Und der Chronist John Evelyn schrieb im 17. Jahrhundert: »Borretsch kann müde Menschen beleben und Studenten vor Prüfungen aufheitern!«

Auch unsere Großmütter setzten Borretsch nicht nur in der Küche, sondern auch im Kampf gegen gesundheitliche Störungen ein. Sie servierte Borretschtee aus frischen oder getrockneten Blättern, wenn eine junge Mutter die Milchbildung für ihren Säugling aktivieren wollte, aber auch wenn ein junges Paar sexuelle Probleme hatte. Ein heißer Borretschtee galt als Hausmittel gegen entzündete Atemwege bei einer Erkältung.

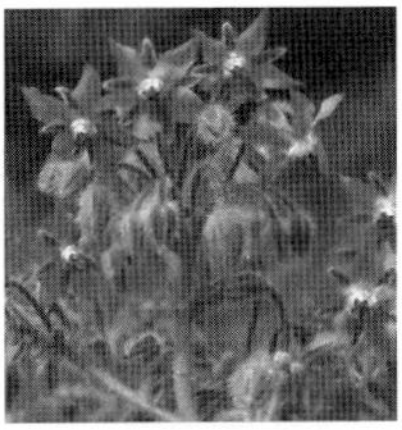

Borretsch ist eine wirksame Waffe gegen Neurodermitis

Großmutter hatte aber auch noch ein Geheimrezept, wenn jemand in der Familie über Hautentzündungen oder Hautrötungen klagte. Da wurden Borretschblätter und Borretschsamen zerrieben und eingenommen.

Diese sehr umstrittene Hauttherapie wurde vielfach belächelt. Seit kurzer Zeit ist dies nicht mehr der Fall. Großmutters Instinkthandlung ist von der Medizin bestätigt worden. Was unsere Vorfahren nicht wußten: Borretsch enthält nicht nur Tannin, Schleimstoffe, ätherische Öle, Kalium und Calcium. Man kann darin auch reiche Mengen an Gamma-Linolensäure feststellen. Und die Pflanze hat sich als wirksame Waffe gegen die gefürchtete Hautkrankheit Neurodermitis erwiesen.

Neueste Studien haben ergeben: Neurodermitiker haben Störungen in ihrem Fettstoffwechsel. Das Enzym, das Linolsäure aus der Nahrung in Gamma-Linolensäure umwandelt, funktioniert nicht. Dadurch kommt es zu einem Mangel an Gamma-Linolensäure im Körper. Durch diesen Mangel werden zuviele Histamine freigesetzt, die das Hautjucken und alle anderen Begleitsymptome der Neurodermitis auslösen.

Also kann man dem Neurodermitiker helfen, indem man ihn direkt mit natürlicher Gamma-Linolensäure versorgt. Man gewinnt es neuerdings aus dem Borretschöl, auch Bienol genannt. Und dieses Bienol nimmt der Patient dann im Rahmen einer Kur in Kapselform aus der Apotheke unter ärztlicher Kontrolle.

Die Erfahrung hat gezeigt: Rötungen und Schwellungen auf der Haut verschwinden schnell, der Juckreiz geht Schritt für Schritt zurück. Das Borretschöl drosselt die Histaminproduktion. Der Neurodermitiker verspürt relativ schnell eine Erleichterung. Daß die Küchenpflanze Borretsch auf diese Weise zu einer wertvollen Naturarznei in der Dermatologie wird, hat sich vermutlich selbst Großmutter nicht träumen lassen.

So werden Wannenbäder zur Naturtherapie

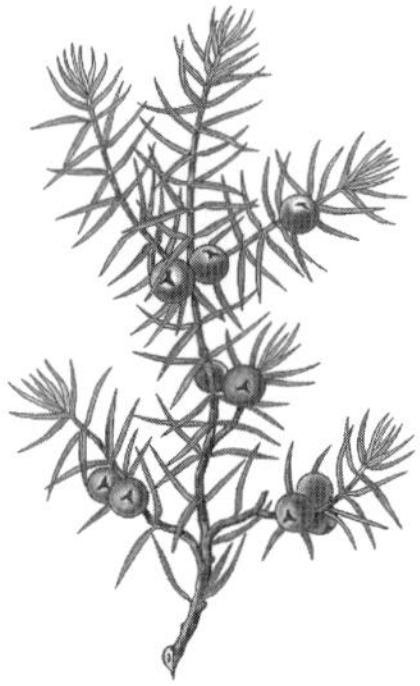

Wacholder

»Bade dich gesund.« Das war ein typischer Ausspruch von Großmutter. Sie war eine begeisterte Anhängerin von heilsamen Wannenbädern. Und sie betonte, daß ein Wannenbad nicht zu heiß und nicht zu kühl sein darf. Das Wasser muß eine angenehme Wärme ausstrahlen. Man sollte nicht länger als 25 bis 30 Minuten in der Wanne sitzen und muß dann zum Nachschwitzen und Ausruhen für mindestens eine Stunde ins Bett. Großmutter wußte auch, daß sich allein die Wärme des Wassers positiv auf den gesamten Organismus auswirkt. Aber sie hatte auch die Erfahrung gemacht: Wenn man dem Wannenbad Heilkräuter in Form von Tees oder Extrakten beigibt, kann der Therapieeffekt noch verstärkt werden.

Dazu meint Dr.Elisabeth Baumgartner, Ärztin für Allgemeinmedizin und Ärztin für Naturheilverfahren: »Es ist ganz wichtig, daß auch heute wieder der Arzt dem Patienten als Empfehlung für zuhause Anweisungen und Ratschläge für therapeutische Wannenbäder gibt.« Dr. Elisabeth Baumgartner weiß, wovon sie spricht. Sie ist Kur- und Badeärztin im Kurzentrum Bad Birnbach in Bayern. Und sie befaßt sich seit vielen Jahren mit dem historischen Wissen über die gesundheitliche Wirkung von Wannenbädern und kämpft für deren verstärkten Einsatz in der medizinischen Therapie. Sie weiß: »All die Kräuteressenzen, die man früher als Hausmittel ins Badewasser gegeben hat, sind heute eine wertvolle unterstützende Maßnahme der ärztlichen Behandlung bei vielen Gesundheitsstörungen.«

Großmutter hat nicht gewußt, wie diese Heilkräuter wirken. Dazu wiederum Dr.Baumgartner: »Die Kräuterextrakte werden einerseits mit dem Wasserdampf eingeatmet und gelangen über die Bronchien in den Organismus. Andererseits dringen sie aber auch durch die Poren der Haut in den Körper und lösen auf diese Weise Reaktionen aus.«

Und das sind Großmutters Heilkräuter, die heute auf Empfehlung der Ärzte in der Apotheke angeboten werden:

Viele Kräuter eignen sich für therapeutische Wannenbäder

- Wenn im Herbst und Winter Muskeln und Gelenke schmerzen, sollte man ein Rheumamedizinalbad genießen. Die Wirkung beruht auf den Wirkstoffen des Wacholderöls.
- Bei Nervosität, Anspannung und Streß gilt auch heute noch Großmutters Tip: Eine raffinierte Mischung aus Baldrianöl und indischem Melissenöl. Der Arzt spricht vom Beruhigungsmedizinalbad, weil bereits nach einem 20-Minuten-Wannenbad eine herrliche Entspannung von Körper und Seele eintritt.
- Gegen Erkältungen wie Schnupfen, Husten, Kälte im Rücken und Gliederschmerzen hat Großmutter Eukalytustropfen ins Badewasser gegeben. Hausärzte raten heute zu sogenannten Erkältungsmedizinalbädern mit hochdosiertem Eukalyptusöl.
- Und auch die Dermatologie greift auf alte Hausrezepte zurück. Gegen entzündete Haut, gegen Juckreiz, Hautunreinheiten und trockenen Teint empfiehlt man heute warme Wannenbäder mit Kamillenöl in Form von modernen Hautmedizinalbädern.

Großmutter hätte ihre Freude: Alle diese Badextrakte enthalten heute rückfettende Bestandteile, die die Haut schonen und den natürlichen Säureschutzmantel nicht schwächen.

Freizeitsport kann auch gefährlich sein

»Sport ist Mord!« Das war nicht nur ein markanter Ausspruch Winston Churchills. Dieser Meinung waren auch viele unserer Großmütter. Man stand in vergangenen Zeiten dem Freizeitsport viel kritischer gegenüber. Und tatsächlich gibt die moderne Sportmedizin auf Grund neuester wissenschaftlicher Erkenntnisse den alten Ansichten plötzlich recht.

Großmutter war der Meinung: Wer beim Sport übertreibt, wird krank oder begibt sich gar in Lebensgefahr. Und zum Thema Kranksein und Sport hatte Großmutter überhaupt eine sehr kritische Haltung. Sie war der Meinung, daß man selbst mit einem harmlosen Schnupfen nicht turnen, nicht wandern und nicht radfahren sollte.

Im Grunde genommen haben damit unserer Großmütter einen bewundernswerten Instinkt bewiesen. Das haben jetzt neueste Forschungen und Studien der dänischen Wissenschaftlerin Prof. Dr. Bente Klarlund-Pedersen von der Unversität Kopenhagen ergeben. Sie hat in jahrelanger Arbeit mit Sportlern nachgewiesen:

Man darf dem Körper nicht zu viel Sport zumuten

- Wer jahre- oder monatelang keinen Sport betrieben hat, muß besonders vorsichtig und sanft beginnen, sich wieder zu bewegen. Sonst gefährdet er den Organismus durch Überforderung.
- Diese Gefahr besteht auch, wenn man unbedingt Spitzenleistungen erzielen und die anderen übertreffen will.
- Ob Freizeitsport gesund ist, hängt auch zu einem guten Teil davon ab, wie lange man ihn treibt. Prof. Dr. Klarlund-Pedersen nannte dazu im Jahr 1996 beim 5. Internationalen Experten-Forum ›Immun-Therapie‹ in Jerusalem ein Beispiel: »Wenn jemand bis zu einer Stunde läuft, dann tut er seinem Körper etwas Gutes. Wenn er zwei Stunden läuft, dann schwächt er damit ganz enorm sein Immunsystem. Das ist einfach zuviel. Das ist auch die Erklärung daür, daß Freizeitsportler, die sich verausgaben, oft erkältet und auch für andere Infektionskrankheiten besonders anfällig sind.«

Aber auch der umstrittene Ausspruch »Sport ist Mord!« kann heute nicht mehr von der Hand gewiesen werden. Immer wieder wird vom plötzlichen Herztod junger Sportler berichtet. Dazu haben internationale Bewegungsmediziner ganz klare Erkenntnisse gewonnen:

- Wer Sport treibt, muß seinen Organismus besonders vorbildlich über die Ernährung mit Vitaminen, Mineralstoffen und Spurenelementen versorgen. Fehlen diese Vitalstoffe, wird der Sport zur Basis für eine Reihe von Krankheiten.
- Wenn sich jemand eine Erkältung eingehandelt hat – und auch wenn diese nur ganz harmlos ist –, ist es strengstens verboten, sich sportlich zu betätigen. Ganz besonders gefährlich wird es bei Fieber. Sofort versagen die natürlichen Abwehrkräfte, die Viren dringen widerstandslos in den Herzmuskel ein. Es kommt dort zu einer Entzündung, in der Medizin Myokarditis genannt. Der Betreffende ist wochenlang müde und erschöpft. Und wenn er dann seinen Körper weiterstrapaziert, kann das zum plötzlichen Herztod, zum sogenannten Sekundentod führen.

Kürbis stärkt die Blase von Frau und Mann

Wenn es im Herbst die reifen Kürbisfrüchte gibt, sollte man reichlich davon essen. Großmutter liebte Kürbis über alles. Sie schätzte ihn als preiswertes, wohlschmeckendes Gemüse, das obendrein viele Vorteile für unsere Gesundheit bietet. Der Kürbis wurde 1492 von Kolumbus auf Kuba entdeckt und nach Europa gebracht, wo er schnell viele Anhänger fand.

Großmutter setzte den Kürbis gezielt als Arznei ein. Wenn in der Familie jemand Blasenentzündung oder Blasenkatarrh hatte, mußte er täglich ein Kürbisgericht verzehren. Aber auch wenn jemand über entzündete, gerötete Haut klagte, mußte er Kürbis essen. Wenn zum Beispiel die Wintersaison näherrückte, dann sagte Großmutter: »Wer zum Skifahren geht, kann die Haut vor der Pistensonne schützen, wenn er viel Kürbis ißt!«

Doch das war nicht alles. Die weichschaligen Kerne einer ganz bestimmten Kürbisart galten bereits zu Großmutters Zeiten als Naturarznei gegen Blasenschwäche und gegen Prostatabeschwerden beim Mann.

Heute sind all diese Hausmittel von der Medizin voll anerkannt. Man kennt auch inzwischen die wertvollen Inhaltsstoffe des Kürbis:

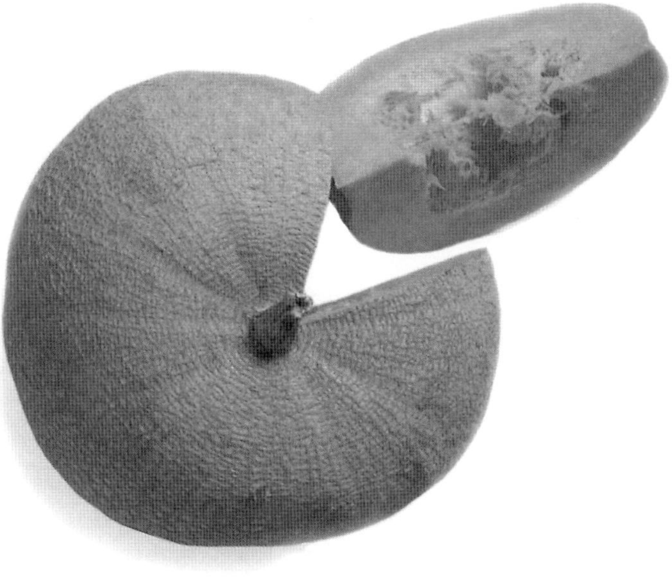

Gartenkürbis

Das Gemüse enthält sensationell hohe Mengen am Provitamin A Betacarotin – weit mehr als beispielsweise Möhren –, aber auch sämtliche B-Vitamine und Vitamin C und E, die Mineralstoffe Magnesium, Kalium und Calcium sowie die Spurenelemente Eisen, Phosphor und Kieselsäure. Weiters findet man im Kürbis sogenannte 7-Delta-Sterole sowie die Substanz Sitosterin, die die Blase von Mann und Frau stärken.

Aus diesen wertvollen Inhaltsstoffen erklären sich auch die Wirkungen des Kürbisses. Was Großmutter als Hausmittel propagierte, hat inzwischen die moderne Medizin anerkannt und in Studien nachgewiesen:

- An der Freien Universität Berlin konnte nachgewiesen werden, daß die weichschaligen, grünen Kürbiskerne nicht bloß, wie jahrzehntelang angenommen, vorbeugend und schützend auf Blase und Prostata wirken. Sie können auch vielmahr als Therapie bei Blasenschwäche und bei Prostatavergrößerung erfolgreich eingesetzt werden.
- Aber auch das Kürbisgemüse selbst darf als Naturarznei angesehen werden. Kürbisgerichte fördern die Entwässerung des Organismus und geben der Blase Kraft.

Schönheit durch Kürbisgemüse?

- Kürbisgerichte verschönern auch die Haut und schützen sie vor Entzündungen, Unreinheiten und Umweltschadstoffen. Sie machen die Haut stark gegen starke Sonneneinwirkung. Speziell wenn es um den Schutz der Haut geht, ist eine spezielle Kürbissorte besonders interessant: der sogenannte Carotakürbis, der besonders hohe Mengen vom Provitamin Betacarotin enthält. Man weiß heute, daß dieses Betacarotin unsere Immunkraft schützt und unsere Körperzellen stark gegen die Gefahr einer Krebserkrankung macht.

Bockshornklee fördert die Konzentration

Schon Hildegard von Bingen hat vor fast 1000 Jahren den Bockshornklee gelobt. Sie nannte ihn ›Glücksklee‹. Zu Großmutters Zeiten fehlte diese Naturarznei in keiner Hausapotheke. Sie wurde äußerlich und innerlich angewendet.

- Wenn jemand in der Familie an Halsbeschwerden oder Heiserkeit litt, verrührte Großmutter Bockshornkleesamenpulver mit heißem

Wasser zu einem dicken Brei. Der wurde dann auf den Hals aufgetragen, mit einem Tuch bedeckt und mußte über Nacht einwirken.

- Wenn eine Frau straffere Brüste haben wollte, verrührte sie Bockshornkleesamenpulver mit etwas Milch und Honig und massierte mit dieser Masse die Brüste ein. Die Masse wurde erst nach ein paar Stunden wieder abgewaschen. Das ist ein uraltes orientalisches Haremsrezept.
- Wenn es aber galt, rheumatische Schmerzen, Krampfadern, Hämorrhoiden und vorzeitige Hautalterung positiv zu beeinflussen, wenn man sich nach mehr Vitalität sehnte, wurde Bockshornklee innerlich eingesetzt. Großmutter röstete den Bockshornkleesamen in Pflanzenöl. Damit aktivierte und verstärkte sie die Inhaltstoffe. So wurde er dann gegessen.

Bockshornklee kann man äußerlich und innerlich anwenden

Großmutters Erfahrungen wurden von Wissenschaftlern und Medizinern unter die Lupe genommen. Heute ist der Bockshornklee eine anerkannte Naturarznei. Neueste Studien beweisen: Er enthält sehr viel Vitamin C, Phosphorsalze, Kupfer und Saponine. Diese Wirkstoffe ergeben eine vielfältge Therapieanwendung. Bockshornkleesamen eignet sich zum Senken erhöhter Cholesterinwerte, zur allgemeinen Stärkung des Körpers, zur Verbesserung der Lebensqualität beim Diabetiker, aber auch zur Bekämpfung von Athrosen sowie anderen Rheumaarten. Die Bildung der roten Blutkörperchen wird angeregt. Die Substanz Cumarin im Bockshornklee wirkt sich auch positiv auf Venenleiden aus. Es ist heute erwiesen: Durch die Einnahme dieser Naturarznei wird die Milz gestärkt, zusätzlich unterstützt Bockshornklee etwa bei Allergien das körpereigene Cortison. Es ist auch sinnvoll, ihn zur Vorbeugung von Herz- und Kreislauferkrankungen einzunehmen.

Man hat auch untersucht, warum Bockshornkleesamen in der Antike als ›Klee der Philosophen‹ genannt wurden. Man konnte kürzlich in den USA nachweisen, daß Bockshornkleesamen die Sauerstoffaufnahme im ganzen Körper aktivieren, speziell im Gehirn. Das bedeutet: Stärkung der Konzentration, Bekämpfung von Schwindelanfällen und Schlafproblemen.

Nachdem der Bockshornkleesamen in den letzten Jahrzehnten vielfach in Vergessenheit geraten ist, hat man jetzt wieder ganz besonders seinen Wert erkannt. Großmutter wußte, daß man die Wirkung steigern konnte, wenn man den Bockshornkleesamen mit

Pflanzenölen ißt. Die medizinische Erklärung: Das Vitamin E in den Ölen hat die Wirkstoffe des Bockshornkleesamens verstärkt. Die moderne Biochemie hat daraus gelernt. Daher wird heute sehr oft ›aktivierter‹ Bockshornklee mit Vitamine E und C (in der Apotheke) als Naturarznei eingesetzt.

Bärlauch macht das Blut flüssig

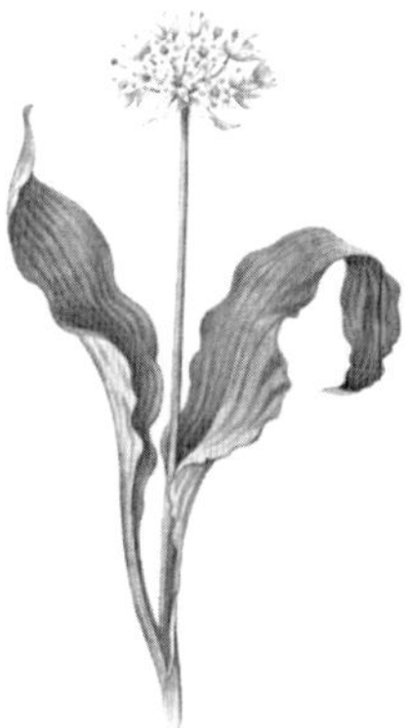

Bärlauch

Unsere Großmütter gingen alle Jahre im Frühling hinaus in die Natur, an schattige, feuchte Stellen, bevorzugt in Buchenwälder. Dort sammelten sie ein wildes Kraut: Bärlauch, das wegen seines penetranten Geruches auch ›wilder Knoblauch‹ genannt wurde. Großmutter bereitete Salat daraus zu und erzählte immer: »Wer Bärlauch ißt, bleibt länger jung. Durchblutungsstörungen werden verbessert. Und das Herz bleibt stark!« Viele nahmen diese Behauptungen nicht ernst. Da aber der Bärlauch köstlich schmeckte, ließ man sich gerne von Großmutter überreden.

In den letzten Jahren haben sich namhafte internationale Wissenschaftler und Mediziner mit den Inhaltsstoffen des Bärlauchs auseinandergesetzt und sind zu dem Schluß gekommen: Das wilde Urkraut aus unseren Aulandschaften steht in seiner medizinischen Wirkung dem Knoblauch in nichts nach.

- Prof. Dr. Horst Robenek von der Universität Münster konnte nachweisen, daß der regelmäßige Konsum von Bärlauch die Durchblutung des Körpers fördert und auf natürliche Weise dem Bluthochdruck vorbeugen kann.
- Er hat weiters herausgefunden: Mit Bärlauch kann man der fortschreitenden Adernverkalkung vorbeugen, das schädliche LDL-Cholesterin wird gesenkt. Obendrein wirkt sich Bärlauch positiv auf Haare, Nägel und Gelenke aus.
- Prof. Dr. Ruthard Jacob vom Physiologischen Institut der Universität Tübingen legte in Messungen den Beweis vor: Bärlauch bietet einen ernstzunehmenden Herzschutz.
- Prof. Dr. Holger Kiesewetter, Chefarzt der Abteilung für Klinische Hämostaseologie und Transfusionsmedizin an der Universitätsklinik Homburg an der Saar, hat in einer Studie beobachtet: Bereits die Ennahme von einem Gramm Bärlauchwirkstoffen am Tag verbessert die Fließeigenschaften des Blutes.

Die frische Bärlauchpflanze kann man allerdings heute in der Naturmedizin nicht als Arznei einsetzen, weil sie nur kurze Zeit im Frühjahr zur Verfügung steht und weil sie – wie frischer Knoblauch – eine starke Geruchsausdünstung verursacht. Daher wurde eine Methode entwickelt, die wertvollen Inhaltsstoffe in Form von Bärlauch-Frischblatt-Granulat zu gewinnen. In all den genannten Studien wurde Bärlauch daher in Form von Granulat oder in Form von Kapseln eingesetzt.

Die Wirkstoffe im Bärlauch sind das gefäßerweiternde Adenosin, weiters der Mineralstoff Magnesium sowie wichtige Spurenelemente: Eisen, mehrere Schwefelverbindungen und Mangan. Dieses Mangan ist vor allem das Geheimnis, warum Bärlauch fit macht, Müdigkeit bekämpft, die Nerven beruhigt, das Herz stärkt und Wasseransammlungen im Körper bekämpft. Ärzte für Naturheilverfahren raten im Rahmen einer Therapie zu täglich drei bis fünf Bärlauchkapseln (in der Apotheke). Um eine deutliche Wirkung zu erzielen, muß man allerdings den Bärlauch über einen längeren Zeitraum einnehmen.

Erfolge auch im Kampf gegen Ohrgeräusche

In jüngster Zeit hat man damit nicht nur Erfolge im Bereich von Herz und Kreislauf erzielt, sondern auch im Kampf gegen Ohrgeräusche.

Mit Nachtkerzenöl gegen Neurodermitis

Bereits um die Jahrhundertwende kannte man ein spezielles Leiden der Frau: Unerträgliche Schmerzen vor den monatlichen Tagen. Die Gynäkologie spricht heute vom Prämenstruellen Syndrom. Unsere Großmütter gingen in diesem Fall zum nächsten Eisenbahngleis, suchten nach einer Pflanze mit Namen Nachtkerze, sammelten die winzigkleinen braunen Samenkörner ein, preßten Öl daraus und nahmen es teelöffelweise ein. Viele Frauen waren überzeugt, daß die Schmerzen vor den Tagen damit besser zu meistern waren. Haare, Haut und Nägel wurden zudem schöner und nervöse Haut beruhigte sich wieder.

Alle, die damals darüber lächelten, lagen absolut falsch. Zahlreiche wissenschaftliche Studien haben in den letzten Jahren bewiesen, daß die Nachtkerze eine Heilpflanze ist, die mit Erfolg auch in der Medizin gegen eine Reihe von Erkrankungen eingesetzt werden kann:

- 1981 wurde im Londoner St. Thomas Hospital im Rahmen einer Studie nachgewiesen: Das Nachtkerzensamenöl kann die prämenstruellen Schmerzen und Symptome komplett zum Verschwinden bringen.
- Kurz darauf ergab sich, daß auch hyperaktive Kinder mit dem Öl der Nachtkerzensamen wieder ruhiger werden.
- Es konnte auch belegt werden, daß das Öl der Nachtkerze ein wertvolles Kosmetikum darstellt: Die Haare glänzen wieder, brüchige Nägel werden wieder fest.
- Besonders interessant ist aber, daß eine andere Vermutung unserer Großmütter bestätigt werden konnte: Das Öl der Nachtkerzensamen beruhigt gereizte Haut. Und in den letzten beiden Jahren hat es in der Medizin eine Sensation gegeben. Umfangreiche Studien in England, die in der angesehenen Medizinzeitschrift ›Lancet‹ veröffentlicht wurden, haben ergeben: Bei Kindern und Erwachsenen lassen sich bei Neurodermitis mit der Einnahme vom Öl der Nachtkerzensamen beachtliche Erfolge erzielen. Die Betroffenen werden vom Arzt mit Nachtkerzenölkapseln (in der Apotheke, der Drogerie oder dem Reformhaus) behandelt.

Nachtkerze

Großmutter wußte nicht, warum das Öl aus den Nachtkerzensamen wirkte. Die moderne Wissenschaft hat es nun erforscht und damit Omas Rezept bestätigt. Der deutsche Heilpflanzenforscher Dr. Dieter Zeh berichtet: Die Nachtkerze, die bis zum 17. Jahrhundert ausschließlich ein Küchenkraut war, aus den USA zu uns kam und häufig an Bahngleisen wächst, hat zwei bis drei Zentimeter lange gelbe Blüten. Aus Ihnen werden Kapseln. In einer Kapsel befinden sich rund 200 winzige, dunkelbraune Samenkörner. Ihr Öl enthält die wertvollen Gamma-Linolen-Säuren, die es auch im menschlichen Organismus gibt. Beim prämenstruellen Syndrom und bei Neurodermitis herrscht ein Mangel davon im Körper. Das ist das Geheimnis der Nachtkerze: Sie ersetzt diesen Mangel. Inzwischen hat das Deutsche Bundesgesundheitsamt das Nachtkerzenöl offiziell als Therapie gegen Neurodermitis bestätigt. Oma hatte also doch recht.

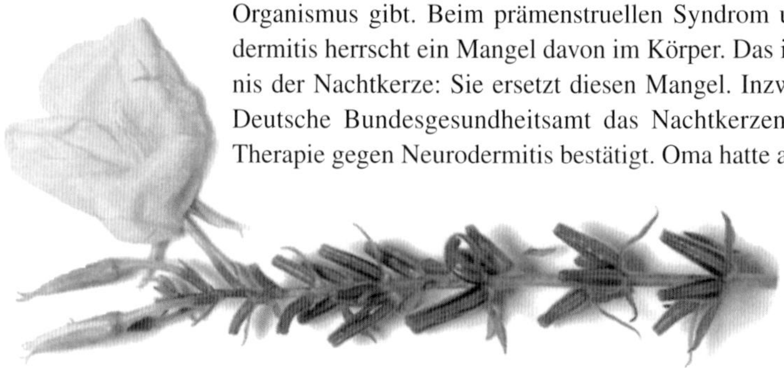

Bitte, haben Sie Geduld!

Ein Nachwort

Ich kenne viele Menschen rund um mich, die sich nicht für Naturheilmedizin interessieren. Wenn sie Kopfschmerzen haben, wetterfühlig sind oder rheumatische Beschwerden verspüren, greifen Sie zu einer starken Schmerztablette und kümmern sich nicht um etwaige Nebenwirkungen. Wenn Sie Wirbelsäulenprobleme haben, denken sie nicht daran, Bewegungsübungen zu machen. Sie lassen sich einfach eine schmerzstillende Injektion geben.

Zugegeben: Das alles geht schnell, die Schmerzen vergehen wie von Zauberhand. Doch damit ist keine Heilung eingetreten, denn das Leiden ist nicht behandelt, sondern nur betäubt und kommt wieder.

Viele Naturtherapien zielen darauf ab, den gesamten Organismus zur Selbstheilung anzuregen, den Körper zu stärken und das Leiden an der Wurzel zu packen. Wer sich dafür entscheidet, wer Nebenwirkungen sparen möchte, muß allerdings eines mit einkalkulieren: Die Natur heilt langsam. Naturheilmethoden benötigen ihre Zeit und wirken nicht so rasch wie eine Schmetztablette. Daher meine Bitte: Haben Sie Geduld, wenn Sie sich für natürliche Medizinmethoden entscheiden. Ein Kräutertee muß exakt nach Vorschrift zubereitet werden. Auflagen, Umschläge und Kompressen wirken nur, wenn man sie lange genug einwirken läßt. Heilkräuter und Heilkräuterextrakte können mit keiner Blitzwirkung aufwarten, oft stellt sich der erste Erfolg erst nach 14 Tagen ein. Darum nehmen Sie sich Zeit für Naturrezepte. Nur dann können Sie mit einer erfolgreichen Anwendung rechnen.

Der Autor

TV-Gesundheitsexperte Prof. Bankhofer: Zuerst immer für die Kräfte der Natur.

Viele Menschen kennen ihn seit Jahren als TV-Gesundheitsexperten im ARD-Morgenmagazin. Er hat ein treues Publikum, wenn er jede Woche im ORF-Vorabendmagazin ›Willkommen Österreich‹ seine Tips gibt. Und seine Ratgeberbücher und seine Kolumnen in Zeitungen, Magazinen oder Illustrierten erreichen Millionen von Lesern.

Prof. Hademar Bankhofer, Jahrgang 1941, hat nach seinem Abitur zunächst Jura, dann Publizistik, Germanistik und Philosophie an der Universität Wien studiert. Danach wurde er Zeitungsreporter, Berichterstatter, schließlich stellvertretender Chefredakteur einer Wochenzeitung. Er hat nicht immer gesundheitsbewußt gelebt. Sein Alltag bestand im Gegenteil aus Streß, hastigem Essen – hauptsächlich Wurststullen und eiskalte Getränke –, Zigaretten und Pfeife. Eines Tages mußte er die Rechnung dafür bezahlen: Gastritis, Kopfschmerzen, Nierensteine.

In dieser Zeit lernte er den Radrennweltmeister Ferry Dusika kennen, der damals bereits aufsehenerregende ernährungswissenschaftliche Studien über die Zusammenhänge von Gesundheit und Ernährung sowie Ernährung und Sport durchführte. Er wurde zum Lehrer Bankhofers, führte ihn in das Wissen der sinnvollen Vollwerternährung ein, machte ihm die Bedeutung von Vitaminen, Mineralstoffen, Spurenelementen, Enzymen und Ballaststoffen klar. Und Bankhofer erlebte es plötzlich an sich selbst: Mit Kräutertees, Vollkornprodukten, viel frischem Obst und rohem Gemüse sowie mit

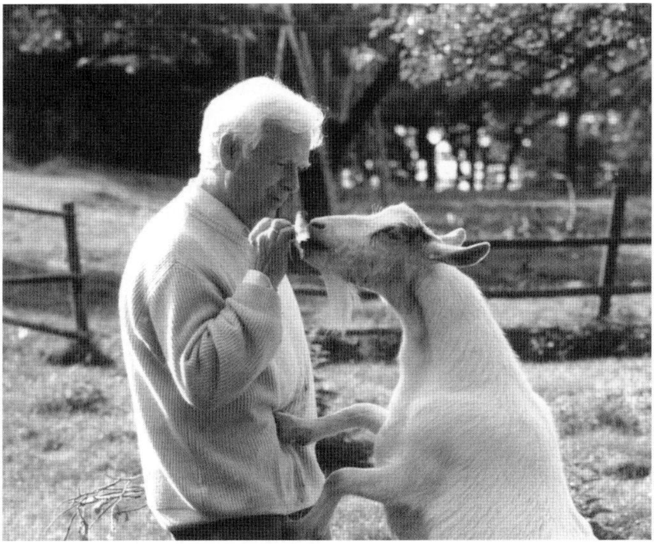

Prof. Hademar Bankhofer privat in seinem Garten mit der zahmen Ziege Marie. Inmitten seiner Tiere, Kräuter und dem Biogemüse tankt er Kraft für seine internationale Arbeit.

Foto: Ambros Silberbauer

Mineralwasser als Hauptgetränk und ohne Nikotin wurde er gesund, leistungsfähiger, fit und vital. Er war von der Kraft des naturnahen Lebens überzeugt.

Er stellte, unterstützt von seiner Frau Lizzy. sein Leben um. Und er beschloß, all diese Vorteile eines gesünderen Lebens auch anderen mitzuteilen – sein Weg als Medizinjournalist war bestimmt. Er begann Bücher zum Thema Gesundheit zu schreiben. Längst ist er heute nicht bloß Medizinjournalist. Er hat inzwischen selbst begonnen wissenschaftlich zu arbeiten, sich ununterbrochen auf dem Gebiet der Medizin und der gesunden Ernährung weiterzubilden. Er arbeitet eng mit führenden Ärzten, Naturheilexperten und Ernährungsfachleuten in aller Welt zusammen, besonders intensiv mit dem Institut für Sozialmedizin an der Universität Wien, aber auch mit dem Linus-Pauling-Institut in den USA, dem größten Ernährungsforschungsinstitut der Welt.

Er war Dozent an der Akademie für Ganzheitsmedizin auf Schloß Freyenthurn in Klagenfurt, Dozent an der Donau-Universität Krems. Er ist Mitarbeiter des deutschen Institutes für medizinische Vitamin- und Mineralstoff-Forschung in München, sitzt im Vorstand der deutschen Gesellschaft Medizin und Gesundheit für risikofreie Therapie in Oldenburg. Er sitzt auch im Kuratorium des Vereins zur Förderung der gesunden Ernährung und Diätetik in Aachen. Und er ist ehrenamtlicher Mitarbeiter der gesundheitspolitischen Konferenz am Europaparlament in Straßburg. Im Jahr 1991 verlieh ihm der österreichische Wissenschaftsminister für seine medizinisch-wissenschaftliche Arbeit mit Zustimmung der Universität Wien den Berufstitel ›Professor‹. Seit seiner Vorlesung im Jahr 1990 an der Ruhr-Universität Bochum befaßt er sich auch intensiv mit dem Thema ›Medizinische Kommunikation in den Massenmedien‹.

Er folgte bereits mehrmals einer Einladung an die Medizinische Schule der weltberühmten Harvard Universität und an die Universität von North Carolina, außerdem ist er Lehrbeauftragter an der Universität Leipzig.

Privat steht Hademar Bankhofer auf dem Standpunkt: Man kann nur überzeugen, wenn man so lebt, wie man schreibt und redet. Daher baut das Ehepaar Bankhofer rund ums Haus im eigenen Garten am Stadtrand von Wien nach biologischen Grundsätzen sein eigenes Obst, Gemüse und viele Kräuter an. Den Naturdünger dazu liefern unter anderem die zutrauliche Ziege ›Marie‹ sowie die beiden zahmen Schafe ›Mausi‹ und ›Minni‹, allesamt richtige Schmusetiere. Bei seinen Tieren, zu denen noch der Kater ›Möbius‹ zählt, findet Bankhofer Erholung von seiner Arbeit. Ehefrau Lizzy, eifrig für ihren Mann am Schreibcomputer an der Arbeit, backt regelmäßig das hauseigene Vollkornbrot und sorgt dafür, daß jeder Morgen mit einem Müsli beginnt.

Mehr über und von Prof. Hademar Bankhofer finden Sie im Internet unter www.prof.bankhofer.at.

Register

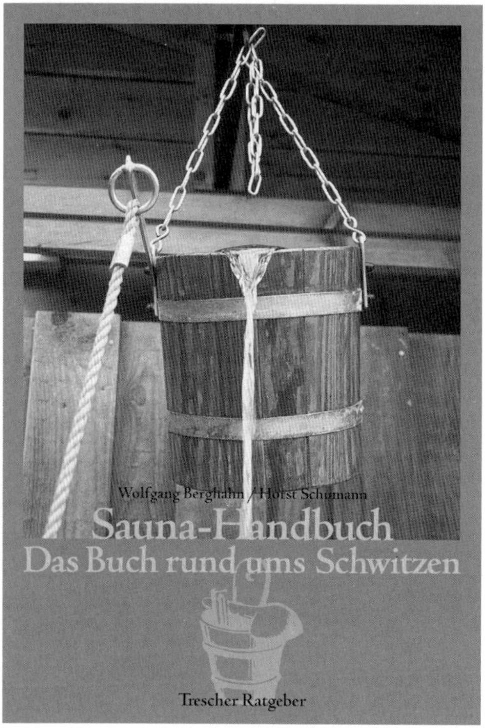

160 Seiten, broschiert,
viele Abbildungen,
19,80 DM; 19,00 sfr; 145 öS
ISBN 3-928409-70-0

Sauna-Handbuch
Das Buch rund ums Schwitzen

Die Benutzung von warmen Bädern, trockenen und feuchten Schwitzräumen läßt sich bis in die Antike zurückverfolgen. Auch in Deutschland hat sich eine Bäder- und Saunakultur entwickelt. Dieses Handbuch hilft, sich in der vielfältigen und manchmal unübersehbaren Sauna-Kultur zurechtzufinden.
Aus dem Inhalt: Geschichte der Badekultur, Die Sauna in Deutschland, Wirkung der Sauna, Saunabau und Saunatechnik, Sauna und Freikörperkultur.

Trescher
Ratgeber Gesundheit